RECHERCHES CLINIQUES

SUR LES

EAUX-BONNES,

PAR

ÉDOUARD CAZENAVE,

DOCTEUR EN MÉDECINE DE LA FACULTÉ DE PARIS,

MEMBRE DE LA SOCIÉTÉ D'HYDROLOGIE MÉDICALE,

MÉDECIN AUX EAUX-BONNES.

« La vérité est dans les faits, et non
dans l'esprit qui les juge. »

J. J. ROUSSEAU (*Émile*).

(Épigr. des *Recherches sur la
fièvre typhoïde*, par LOUIS.)

Prix : 2 francs.

PARIS,

MALLET-BACHELIER, IMPRIMEUR-LIBRAIRE

DU BUREAU DES LONGITUDES, DE L'ÉCOLE POLYTECHNIQUE,

Quai des Augustins, 55.

1854

RECHERCHES CLINIQUES

SUR LES

EAUX-BONNES.

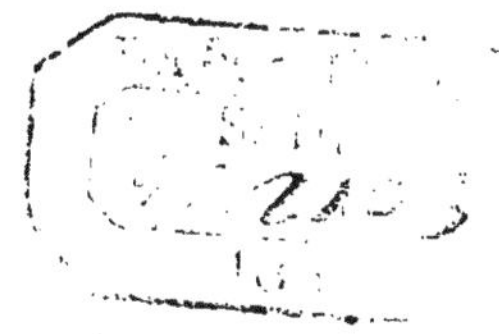

Paris. — Imprimerie de MALLET-BACHELIER, rue du Jardinet, 12.

RECHERCHES CLINIQUES

SUR LES

EAUX-BONNES,

PAR

ÉDOUARD CAZENAVE,

DOCTEUR EN MÉDECINE DE LA FACULTÉ DE PARIS,

MEMBRE DE LA SOCIÉTÉ D'HYDROLOGIE MÉDICALE,

MÉDECIN AUX EAUX-BONNES.

> « La vérité est dans les faits, et non
> dans l'esprit qui les juge. »
>
> J. J. ROUSSEAU (*Émile*).
>
> (Épigr. des *Recherches sur la
> fièvre typhoïde*, par LOUIS.

Prix : 2 francs.

PARIS,

MALLET-BACHELIER, IMPRIMEUR-LIBRAIRE

DU BUREAU DES LONGITUDES, DE L'ÉCOLE POLYTECHNIQUE,

Quai des Augustins, 55.

1854

A

MONSIEUR LE DOCTEUR ANDRIEU.

Mon très-honoré confrère,

Permettez-moi de vous dédier ce livre, recueil modeste d'observations et de thérapeutique hydro-minérale. Cet hommage vous était dû : il m'aurait été inspiré par ma reconnaissance personnelle, quand je n'aurais pas cru devoir payer ce tribut à vos brillants travaux.

Bordeu a imprimé sur le terrain des Eaux-Bonnes la trace ineffaçable de son génie. Vous avez paru dans les mêmes lieux ; et, seul après lui, vous avez su répandre sur le même sujet toutes les richesses d'un grand talent et les puissantes inspirations d'une science aussi profonde qu'étendue. Instruit et dirigé par vos belles leçons, j'ai voulu exploiter aussi une mine si féconde sous vos mains. On me pardonnera cet essai, si l'on y retrouve le souvenir et comme le reflet de vos idées.

Agréez, etc.

Édouard Cazenave,

D. M. P.

Eaux-Bonnes, 8 septembre 1853.

AVANT-PROPOS.

Le docteur Andrieu a écrit un livre remarquable
sur les Eaux-Bonnes ; la science la plus profonde
respire en quelque sorte dans cet ouvrage, et l'au-
teur lui a fait parler le langage le plus élevé qui
ait jamais été tenu à l'occasion de nos sources thermales. J'ai donc hésité longtemps avant de publier
sur le même sujet des observations que je dois à
une expérience de quatre années. Il m'a semblé,
toutefois, que, s'il est permis à peu de médecins de
parcourir une carrière aussi brillante que celle de
M. Andrieu, ceux qui observent sur les lieux les
ressources infinies que nos thermes offrent à l'art
de guérir, peuvent faire connaître avec quelque
utilité, sinon avec un égal succès, les résultats qui
se sont opérés sous leurs yeux ou sous leur di-

rection. M. Andrieu ne s'adresse pas d'ailleurs à toutes les intelligences ; le public pour lequel il a écrit, est ce public érudit qui entoure de nobles esprits comme le sien. Mais on court risque de ne pas le comprendre si l'on n'a jamais bravé les arides détails de l'anatomie, si l'on ne connaît la plupart des lois de la physiologie, si l'on n'a aperçu au moins dans les hauteurs de la théorie générale les conditions qui gouvernent la vie organique. Cependant n'y a-t-il rien à apprendre aux hommes qui éprouvent le besoin de connaître et qui n'ont pu pénétrer dans les froides études où se puisent ces belles initiations? La pratique se tient-elle pour satisfaite et n'a-t-elle rien à demander à l'observation, à cette analyse patiente qui poursuit chaque jour une œuvre interminable et plus nécessaire en médecine que dans tous les autres arts? L'hygiène enfin ne doit-elle pas répandre et renouveler chaque jour ses conseils au milieu de cette population maladive qui vient chercher la santé dans nos montagnes, et que l'attrait des plaisirs ou une funeste insouciance soustrait si facilement au joug sévère que son état lui impose?

Il y a plusieurs années qu'il fut publié à Pau une nouvelle édition des Lettres de Bordeu à Mlle de

Sorbério ; l'éditeur accompagna cet ouvrage d'une préface dans laquelle il adressait aux médecins de notre temps l'invitation la plus pressante d'ajouter à ces pages savantes les résultats de leur expérience : enfant du pays, j'ai répondu à ce vœu, qui m'a paru celui du pays même. Ce que je fais aujourd'hui n'est qu'un essai : l'opinion publique m'apprendra si j'ai bien fait de le tenter, et si je dois le continuer. J'espère, en tous cas, que les sentiments qui m'ont inspiré me donneront quelques titres à son indulgence ; et ce n'est pas en Béarn qu'on pourrait blâmer mes efforts pour faire connaître de plus en plus des sources précieuses à tant d'intérêts.

Le plan que j'ai suivi dans cette monographie condamne mon lecteur à une certaine monotonie, et m'a condamné moi-même à des répétitions que j'aurais voulu éviter ; mais si, au lieu de parcourir une à une la triste série des maladies qui peuvent affecter un même organe, je m'étais jeté dans les développements d'une large synthèse, j'aurais sans doute donné à mon sujet un cadre plus brillant, j'aurais pu saisir l'imagination ; mais aurais-je été également utile aux malades qui demandent des conseils spéciaux pour des affections spéciales ?

Je ne l'ai pas pensé ; je n'ai fait qu'un travail qui se classera modestement dans les catégories de la science. Ce début convenait à mon âge.

Si j'ai publié une œuvre profitable à quelques-uns, j'aurai aussi satisfait la seule ambition qui me soit permise.

RECHERCHES CLINIQUES

SUR LES

EAUX-BONNES.

CHAPITRE PREMIER.

SITUATION TOPOGRAPHIQUE.

Abritées des grands vents par une ceinture de
hautes montagnes, bâties au pied du pic du Ger,
à 790 mètres au-dessus du niveau de la mer, les
Eaux-Bonnes doivent à cette heureuse situation
une atmosphère habituellement calme et une température d'une égalité presque constante. L'air pur
et léger qu'on y respire trouve dans la riche végé-
tation environnante des principes incessants de
salubrité. On conçoit d'avance l'influence médicatrice que des conditions climatériques aussi privilégiées peuvent exercer sur des poitrines malades

et le puissant concours qu'elles doivent prêter à l'efficacité même de ces Eaux.

Les habitants de ces belles contrées semblent avoir puisé dans les efforts de cette généreuse nature un noble sentiment d'émulation. Aussi l'étranger trouve-t-il, en arrivant aux Eaux-Bonnes, de beaux hôtels spacieux dont le comfort et l'élégance lui rappellent ceux des grandes villes (1).

Un jardin anglais, dessiné au centre du village, sert de point de départ à une promenade qui, par l'étendue de son parcours et la rectitude invariable de son tracé horizontal, constitue au milieu de ces montagnes abruptes et profondément accidentées, une œuvre aussi imprévue que précieuse pour la catégorie des malades qui se rendent à ces thermes (2).

(1) Hôtel des Princes, de France, d'Europe, etc.

(2) Les Eaux-Bonnes sont redevables de cette belle promenade à MM. Moreau, dont les bienfaits ont rendu le nom populaire dans toute la contrée, Deville et Dulong de Rosnay, etc.

Du haut de ce pittoresque balcon, le promeneur ravi embrasse d'un coup d'œil cette splendide vallée d'Ossau, qui se déroule à ses pieds dans toute son étendue. Cette vallée, qui est une des plus belles du monde, est habitée par une population belle et vigoureuse, dans les rangs de laquelle on ne compte point, comme dans certaines autres parties des Pyrénées, dans les gorges profondes et étroites du *Valais*, la *Maurienne*, etc., des goîtreux ou des crétins. Je me suis souvent demandé à cet égard si la grande abondance de *buis* que l'on rencontre *exceptionnellement* dans cette val-

L'établissement thermal est situé au pied d'un mamelon calcaire d'où vient sourdre la source des Eaux-Bonnes. Il est à regretter que ce bâtiment ne soit pas plus en rapport d'étendue avec l'affluence chaque jour croissante des malades (1).

Il existe aux Eaux-Bonnes cinq sources sulfureuses (l'établissement thermal, pour sa part, en renferme trois) : 1° la source Vieille; 2° la Nouvelle; 3° la source d'En-Bas; 4° la source d'Ortech; 5° la source Froide ou du Bois.

La source *Vieille* n'est employée qu'en boisson, et donne six litres par minute. La source d'*En-Bas*

léc ne pourrait point nous donner la clef d'un problème qui préoccupe depuis si longtemps le monde savant. M. le docteur Bourjot Saint-Hilaire a bien voulu me fournir quelques données géologiques qui sembleraient établir une sorte de connexité entre la présence de ce végétal et l'absence du goître et du crétinisme dans la vallée d'Ossau. Il dit, à cet égard, que la croissance spontanée du *Buxus semper virens* (buis) se montre ordinairement dans les contrées calcaires. Or, la vallée d'Ossau est percée à son entrée dans la *craie à hippurites* compacte et conserve la même constitution géologique dans le reste de son parcours, bien qu'avec quelque métamorphisme. D'un autre côté, le buis cessant de se montrer dans ces formations ardoisières et schisteuses des terrains de transition, ce végétal peut donc être considéré comme l'indice d'un sol calcaire. Nous ferons, en outre, remarquer que les goîtreux et les crétins se rencontrent rarement dans les localités où les Eaux viennent à sourdre des calcaires, tandis qu'ils sont très-nombreux dans celles où les Eaux lavent les talchistes et toutes les roches où la magnésie est en excès.

(1) Des projets d'agrandissement sont à la veille, me dit-on, d'être mis à exécution.

et la *Nouvelle* sont employées en bains : la première donne vingt-deux litres par minute. La source d'*Ortech* n'en donne actuellement que cinq. La source *Froide* est administrée en boisson seulement, et a des applications thérapeutiques spéciales.

CHAPITRE II.

PROPRIÉTÉS PHYSIQUES ET CHIMIQUES DES EAUX-BONNES.

Les Eaux sulfureuses thermales de Bonnes appartiennent à la classe des *eaux hydrosulfatées alcalines* d'Anglada ou *sulfureuses naturelles* de Fontan.

Prise à son point d'émergence, cette Eau est incolore et limpide ; elle est onctueuse au toucher et répand une odeur caractéristique d'œufs couvis : de petites bulles gazeuses qui paraissent contenir de l'azote et de l'hydrogène sulfuré viennent, en pétillant, se dégager à sa surface ; elle charrie des filaments blanchâtres, veloutés, qui, après avoir flotté quelques instants, se déposent au fond du verre sous la forme d'un duvet léger et floconneux. Le docteur Fontan, dans sa Thèse (1), a fait de

(1) Recherches sur les Eaux minérales des Pyrénées ; Thèse, 1838.

cette substance une description détaillée, et lui a donné le nom de *sulfuraire*. Elle paraît très-abondante dans les Eaux-Bonnes, et ne doit pas être confondue avec une autre substance beaucoup plus rare dans ces Eaux, amorphe, de consistance gélatineuse, autour de laquelle les filaments de la sulfuraire viennent se grouper comme autour d'un noyau, et que l'on nomme *barégine*. Il résulte des recherches de M. le docteur Fontan que la sulfuraire est une véritable conferve (*Fam. Algues*, *crypt. Linnée.*), douée d'une organisation et d'une structure déterminées.

Sans être désagréable, la saveur des Eaux-Bonnes est légèrement amère et fort peu hépatique; elle brunit l'argent.

Les cinq sources n'ont pas la même température : ainsi, la source *Vieille*, qui alimente la buvette, a accusé **32,20** degrés centigrades; la source *Froide*, **12,80** degrés centigrades; la source d'*Ortech*, **22** degrés, et la *Nouvelle*, **31** degrés centigrades.

Il ne faudrait pas croire que ces résultats thermométriques fussent toujours constants. La température des Eaux-Bonnes, comme celle de toutes les Eaux thermales en général, éprouve de légères variations. M. le professeur Filhol, dont l'opinion en hydrologie fait à juste titre autorité, s'exprime en ces termes sur les *Eaux minérales des Pyrénées*, p. 91 : « Une série fort longue d'observations faites « avec un soin minutieux m'a laissé convaincu que « la température des sources les mieux aména- « gées, les plus indépendantes des eaux d'infiltra- « tion, n'est pas absolument invariable. » Et il donne à l'appui le tableau synoptique des observations diverses faites à différentes époques de la température des principales sources des Eaux-Bonnes :

1835.	Source Vieille	33°,00	à la buvette.	Fontan.
1835.	—	33°,35	—	Forbes.
1841.	—	33°,20	—	Gintrac.
1850.	—	32°,20	—	Filhol.
1835.	Source Froide	12°,80	à la source.	Fontan.
1841.	—	13°,00	—	Gintrac.
1850.	—	12°,20	—	Filhol.

A ces résultats, j'ajouterai mes observations personnelles. J'ai plongé le thermomètre dans l'eau de la source Vieille le 7 juillet 1853, par une température de 31 degrés, et j'ai constaté à la buvette, 32°,70 ; j'ai recherché le même jour et avec le même thermomètre la température de la source

Froide, j'ai obtenu 13 degrés centigrades. Les mêmes expériences ont été renouvelées, toujours avec le même instrument, en décembre 1853, et j'ai obtenu :

Source Vieille............ 32°
Source Froide............ 12°,50

Sans accorder une confiance illimitée aux assertions des malades en cette matière, je dois toutefois noter que la plupart d'entre eux s'aperçoivent, durant le cours de leur saison, de cette variabilité thermale. A quelle cause pourrons-nous rattacher ce fait d'observation? A l'imperfection ou au défaut de concordance des thermomètres? L'habileté incontestable d'expérimentateurs tels que MM. Longchamp, Fontan, Gintrac, Filhol, etc., rend cette opinion bien peu vraisemblable. Serait-ce à un captage ou à un aménagement défectueux des sources? Si l'on songe au degré de perfectionnement que cette branche d'*hydro-mécanique* a atteint dans ces derniers temps, et principalement sous la vigoureuse impulsion que lui a imprimée M. l'ingénieur des Mines, François, on ne peut accorder à cette cause qu'une part très-limitée dans la production de ces variations de thermalité. Il faut donc bien le reconnaître, il n'existe pas dans l'état actuel des sciences hydrologiques d'explication satisfaisante de ce fait.

Je ne relaterai point ici les différentes analyses des Eaux-Bonnes qui nous ont été laissées par Bayen, Venel, Monet, Pagès, Montaut et Poumier ; les procédés analytiques se sont incontestablement perfectionnés depuis les travaux de ces chimistes : nous adopterons l'analyse de M. Ossian Henry, qui me paraît la plus exacte. D'après ce savant chimiste, un litre d'Eau de Bonnes renferme :

Azote.......................	traces
Acide carbonique............	0^{gr},0064
Acide hydrosulfurique	0 ,0055
Chlorure de sodium	0 ,3423
— de magnésium........	0 ,0034
— de potassium	traces
Sulfate de chaux	0 ,1180
— de magnésie..........	0 ,0125
Carbonate de chaux...........	0 ,0048
— de soufre	traces
Silice et oxyde de fer	0 ,0160
Matière contenant du soufre ...	0 ,1065
	0 ,6045

Bien que l'analyse de M. Henry ne mentionne point la présence du sulfure de sodium au sein de l'Eau minérale, le sulfhydromètre du professeur Dupasquier m'a donné les résultats suivants :

1° Source Vieille pour un litre.. 0,219
2° Source d'Ortech............ 0,207
3° Source Froide............. 0,192

Quant à l'acide sulfhydrique libre qui se dégage des Eaux-Bonnes, il paraît provenir de la décomposition du sulfure de sodium par l'action combinée de l'air, de l'eau et de la silice qui se trouve en dissolution dans ces Eaux : le sulfure de sodium, en présence de la silice, se décompose et donne naissance à un silicate de soude et à un dégagement d'acide sulfhydrique.

Il entre encore dans la composition chimique des Eaux-Bonnes un principe minéralisateur dont M. le professeur Chatin a bien voulu me signaler l'existence. Les recherches auxquelles cet habile chimiste s'est livré l'ont conduit aux résultats suivants : un litre d'eau minérale de Bonnes, prise au dépôt à Paris, lui a fourni 0,01 de milligramme d'iode ; il présume qu'elle en contient une plus forte quantité, prise à la source même. Elle renferme, ajoute-t-il aussi, du brome dont il n'a point encore déterminé la proportion.

En regard de la composition chimique des Eaux-Bonnes, mettons celle de la Raillère (Cauterets) : je choisis de préférence cette source comme étant, dans la classe des Eaux thermales sulfureuses, une de celles qui se rapprochent le plus, au point de vue chimique et thérapeutique, de la source de Bonnes :

La Raillère.................... 38°,05 Buron.

Pour un litre d'eau de cette source, Longchamp a trouvé :

Sulfure de sodium............	0^{gr},019400
Sulfate de soude............	0 ,044347
Chlorure de sodium.........	0 ,049576
Silice....................	0 ,061097
Chaux....................	0 ,004487
Soude caustique...........	0 ,003396
Barégine.................	traces.
Potasse caustique.........	—
Ammoniaque.............	—
	0 ,182743

De ce parallèle, découlent les résultats suivants

1° Les Eaux-Bonnes offrent un degré de chloruration plus élevé ;

2° Une quantité de sulfate de chaux plus considérable ;

3° Une quantité de silice moindre;

4° Une proportion de matière organique contenant du soufre, plus forte;

5° Absence pour ainsi dire complète de Barégine;

6° Une alcalinité plus faible comparée aux autres sources sulfureuses de la chaîne des Pyrénées en général, et à la Raillère en particulier.

Si je me suis attaché à faire ressortir les caractères chimiques spéciaux qui font, par le fait, des Eaux-Bonnes une source sans analogue, c'est dans l'intention de puiser plus tard, dans cette Spécialité de composition chimique, l'explication de leur *Spécificité Thérapeutique.*

CHAPITRE III.

ACTION PHYSIOLOGIQUE DES EAUX-BONNES SUR L'HOMME A L'ÉTAT DE SANTÉ.

Avant de formuler une opinion sur la nature des lésions que réclame l'usage des Eaux-Bonnes, avant de chercher à pénétrer les procédés mystérieux que ces Eaux emploient pour en opérer la guérison, il convient, je crois, de jeter un rapide coup d'œil sur le mode d'action de ces Eaux au sein de l'organisme pris à l'état physiologique.

Administrées dans des conditions de santé, les Eaux-Bonnes déterminent, au bout de quelques jours, des effets d'autant plus tranchés que les susceptibilités individuelles en présence desquelles elles se trouvent, sont plus développées. Je relate ici, dans leur ordre de succession, les principales modifications fonctionnelles que j'ai ervées sur moi-même et sur [quelques personnes qui ont bien voulu se soumettre à l'expérience.

Dès les premiers jours, nous ressentîmes à la gorge une contraction accompagnée de chaleur, de picotements qui rendaient la déglutition difficile et même douloureuse. J'examinai dans ce moment la gorge, et je constatai une injection toute spéciale (sur laquelle j'aurai occasion de revenir) des amygdales, de la luette, des piliers, du voile du palais et du tiers supérieur de la paroi postérieure du pharynx : nous éprouvâmes le long de la trachée-artère le même sentiment de chaleur qu'à la gorge.

Une suractivité très-appréciable se manifesta dans l'élaboration des fonctions digestives : l'appétit devint plus vif, la digestion plus facile, les déjections alvines plus fréquentes.

L'agent hydrosulfureux, absorbé au sein de l'économie, ne tarda pas à imprimer à la circulation générale une accélération notable : les mouvements du cœur augmentèrent d'énergie, de fréquence ; le pouls, de force et de résistance.

Stimulé dans ses aptitudes fonctionnelles, le système nerveux s'émut ; le sommeil devint agité ; des rêves pénibles lui enlevèrent son calme réparateur; l'insomnie la plus opiniâtre se manifesta chez l'un de nous, et s'accompagna d'une céphalalgie sus-orbitaire avec sentiment de chaleur *intra-cranienne* des plus pénibles. A l'état de veille, d'autres furent en proie à un agacement qui les rendit inquiets et irritables.

Les facultés intellectuelles me parurent acquérir une initiative plus grande : la conception devint plus rapide, l'émission de la pensée plus facile. Un de nos remarquables compositeurs de musique m'a souvent affirmé que les Eaux-Bonnes favorisaient en lui l'inspiration à un degré extraordinaire. Je me souviens d'avoir connu un magistrat chez qui ces Eaux développaient une verve poétique des plus remarquables, et, chose étrange, cette verve s'éteignait avec l'interruption même de ces Eaux.

Antoine de Bordeu comparait avec raison les effets produits par les Eaux-Bonnes sur le système nerveux à ceux que détermine le café : « On ressentit, dit-il dans son Mémoire sur les Eaux-Bonnes, à peu près les effets que l'on sent par l'usage du café ou par celui de certains vins légers, lorsqu'on n'y est point habitué. »

Élargissant leur sphère d'action, les Eaux-

Bonnes augmentèrent l'énergie fonctionnelle des organes sécréteurs ; c'est ainsi que les reins fournirent une urine plus abondante et plus claire. « On urina plus qu'à l'ordinaire, dit encore Bordeu. » La peau, doucement stimulée par elles, devint le siége d'un mouvement fluxionnaire modéré ; la température s'éleva : une moiteur imprégnée d'une odeur de soufre vint en lubréfier la surface.

Si elles favorisent, comme nous venons de le voir, l'élaboration du travail digestif, c'est encore en stimulant un organe de sécrétion, le foie, dont l'intervention fonctionnelle exerce, comme on le sait, une très-grande influence dans la régularisation de la digestion.

Le besoin de mouvement, d'activité locomotrice qui s'empara de quelques-uns de nous, vint me prouver que le système musculaire ne restait pas étranger à l'excitation thermo-minérale. Ce dernier phénomène est pourtant loin d'être constant, car moi-même je ressentis un affaissement, une prostration musculaire insolite, principalement dans les membres pelviens (1).

(1) Je suis loin de croire que les modifications que peuvent produire les Eaux-Bonnes sur notre économie à l'état de santé se résu-

Nous avions débuté par trois quarts de verre dans les vingt-quatre heures; nous avions graduellement élevé cette dose jusqu'à six verres : la durée de l'expérience avait été de vingt jours.

Des faits isolés, des imprudences commises par quelques malades, m'autorisent à affirmer que des doses plus fortes peuvent amener dans l'organisme de graves perturbations.

ment toutes dans cet exposé. Mais, comme je me suis proposé de ne rapporter que ce que j'ai vu, j'attendrai qu'une plus longue expérience ou que des observateurs plus favorisés viennent combler la lacune que pourrait offrir ce travail.

CHAPITRE IV.

DES MALADIES QUI RÉCLAMENT L'INTERVENTION DES EAUX-BONNES, ET DES PROPRIÉTÉS THÉRAPEUTIQUES DE CES EAUX.

La réputation des Eaux-Bonnes remonte à une époque fort reculée; leur grande célébrité et leur surnom d'*Eaux-d'Arquebusade* datent des bons effets qu'elles produisirent sur les soldats béarnais blessés à la bataille de Pavie en 1525 : elles ne furent donc exclusivement conseillées, dès les premiers temps, que pour les maladies externes. Plus tard, Ant. de Bordeu, frappé des merveilleux effets topiques de ces Eaux, fut conduit, par une sorte d'analogie pathologique, à les administrer à l'intérieur pour combattre des maladies « dont le « siége, dit-il, n'était pas sujet à la vue. » C'est ainsi qu'il les conseilla successivement dans les affections chroniques du tube digestif, du foie, de la rate, dans les perturbations fonctionnelles de la matrice (métrorrhagies, flueurs blanches, aménorrhée), de la vessie (catarrhe vésical, cystite chronique), de l'arbre artériel (chlorose), et en obtint, comme on peut s'en convaincre en lisant ses observations, d'excellents résultats. « Aussi, ajoute-« t-il, je ne tardai pas à être convaincu que notre « Eau est aussi vulnéraire, aussi détersive pour les « plaies internes que pour les extérieures (1). »

Une fois entré dans cette voie d'exploration, un observateur aussi profond que l'était Bordeu ne devait pas tarder à surprendre les tendances véritablement électives que possèdent ces eaux pour les organes respiratoires. Aussi s'exprime-t-il en ces termes : « Parmi toutes les propriétés qu'ont nos « Eaux, et dont j'ai si souvent parlé, il en est une « qui me paraît bien singulière, c'est la vertu « qu'elles ont de porter à la poitrine (2). »

C'est donc cette propriété qui leur est spéciale, qu'elles doivent, suivant toute vraisemblance, à la combinaison particulière de leurs principes minéralisateurs et à leur thermalité, qui va fixer premièrement notre attention.

Pour procéder avec quelque méthode, il est indispensable de jeter un coup d'œil sur la nature

(1) BORDEU, Mémoire sur les Eaux-Bonnes ; p. 28.
(2) *Ibid.*, *loco citato*, p. 28, obs. XLIII.

des lésions qui peuvent affecter l'organe pulmonaire et ses annexes.

La pathologie nous apprend que l'élément morbide peut consister dans un trouble, une perturba-
bation plus ou moins intense des fonctions d'un
organe, ou bien intéresser la structure intime, la
trame constitutive du tissu de ce même organe (1).
Dans la première catégorie, nous rangerons toutes
les inflammations chroniques de la membrane
muqueuse qui s'étend depuis l'isthme du gosier
jusqu'aux dernières ramifications bronchiques, et
qui prennent tour à tour les noms d'*angine, laryngite, trachéite, bronchite,* suivant le point de l'arbre
aérien auquel elles se trouvent correspondre. A
cette première catégorie se rattachent encore la
pleurésie, la *pneumonie* et l'*asthme.*

Dans la deuxième se trouvera placée la phthisie
pulmonaire, la phthisie laryngée n'étant le plus
souvent qu'une grave complication de la première.

Tel est le cadre nosographique dans lequel nous
allons circonscrire l'étude de l'action médicatrice
des Eaux-Bonnes.

Il est, avant tout, un principe essentiel à obser-

---

(1) Quoique cette division soit loin d'être irréprochable, je la choisis de préférence, en ce qu'elle concourt à la clarté du sujet.

ver qui domine toute l'hydrothérapéutique, sans lequel la médication sulfureuse ne pourrait avoir que des effets désastreux, et qui nous enseigne que toute lésion fonctionnelle ou organique ne doit être combattue par l'agent hydro-thermo-minéral que tout autant que les symptômes aigus et pyrétiques ont complétement disparu, et que la maladie a revêtu la forme franchement chronique.

Ce point bien établi, je choisis, au milieu des nombreuses observations que j'ai recueillies dans ma pratique à Bonnes, une de celles dans laquelle le mode morbide se présente sous la forme la plus simple et la plus bénigne.

OBSERVATION PREMIÈRE. — M. de L... vint aux Eaux-Bonnes, en juillet 1850, me consulter, se disant atteint d'un *rhume*, dont l'origine remontait à six mois. Un traitement rationnel avait été suivi, sans amener la résolution de la lésion. Le malade avait joui jusque-là d'une parfaite santé. Constitution robuste; tempérament sanguin, sans antécédents morbides héréditaires; toux grasse, peu fréquente; expectoration facile, franchement muqueuse, plus abondante le matin; du reste, le malade n'accuse ni gêne ni oppression; le timbre de la voix est clair et sonore; la poitrine percutée rend dans toute son étendue une sonorité normale ; l'auscultation me révèle, en arrière et dans les deux tiers supérieurs bilatéraux de la poitrine, des râles muqueux à grosses bulles ; le pouls est régulier ; l'appétit toutefois est languissant, les digestions sont lentes.

Il s'agissait évidemment d'une bronchite simple des gros tuyaux aériens.

Je prescris les deux premiers jours trois quarts de verre d'eau minérale, un verre le troisième, un verre et demi le quatrième, deux verres le cinquième, sans qu'il se manifeste dans l'état du malade la moindre modification. Le sixième jour, un léger chatouillement guttural se manifeste, qui se transforme, le surlendemain, en une douleur constrictive. La gorge examinée avec soin, je constate une injection toute particulière d'origine récente, du voile du palais, de la luette, des amygdales, et principalement de la paroi postérieure du pharynx. Nous verrons dans le cours de ce travail que cette angine d'un nouveau genre, et que dès à présent nous pouvons appeler *sulfureuse*, est le signe pathognomonique infaillible de la médication hydrominérale.

Douze jours après, le malade se plaint d'une

chaleur à la tête, de la face; sa toux, dit-il, est devenue plus fréquente, plus pénible; la sécrétion bronchique a augmenté d'abondance, mais a diminué d'opacité et de consistance. Il éprouve, au sommet de la poitrine, derrière le sternum, sous les clavicules et entre les épaules, une chaleur oppressive bien marquée, la nuit principalement (le malade prenait trois verres). Toutefois, l'appétit s'est ranimé, les digestions ont perdu de leur lenteur, les urines ont considérablement augmenté. Je constate à l'auscultation du *râle sous-crépitant fin, mêlé de râle sonore disséminé.* Le bruit respiratoire est plus rude; la constriction gutturale diminue; le pouls est plus large et plus fréquent (pédiluve minéral de dix minutes le matin; la dose est maintenue à trois verres).

Le vingt-cinquième jour du traitement, le malade revint me voir : la toux a pour ainsi dire disparu; la sécrétion bronchique est réduite à des proportions insignifiantes, à quelques petits crachats blancs; la constriction de la gorge a disparu depuis une huitaine de jours; l'oppression et la chaleur céphalique n'existent plus; la respiration est plus libre, les fonctions digestives normales. Les urines sont toujours fort abondantes; point de

sueur la nuit; absence de phénomènes éruptifs à
la peau.

Les râles se sont évanouis; le bruit respiratoire est plus net, plus moelleux. La médication
sulfureuse est continuée encore, pendant huit
jours, à la dose de quatre verres. A cette époque,
M. de L... me quitte, complétement débarrassé de
son affection.

En vertu de quelles lois hydrothérapeutiques
les Eaux-Bonnes ont-elles pu faire disparaître, en
un mois, une maladie catarrhale qui avait résisté
aux ressources d'un traitement long et soutenu?

L'Eau minérale, absorbée et entraînée dans le
torrent circulatoire, a de prime abord, si l'on s'en
souvient, accusé une tendance élective marquée
pour les voies respiratoires. N'avons-nous pas vu,
en effet, l'agent hydrosulfureux signaler sa présence dans l'organisme en provoquant la manifestation d'une sorte d'angine pharyngée toute spéciale, et en imprimant presque en même temps à
la circulation pulmonaire un ébranlement qu'un
sentiment de chaleur intra-thoracique, de gêne
respiratoire éprouvé par le malade, a rendu très-
appréciable? Ainsi donc, ce point d'affinité élective des Eaux-Bonnes bien constaté, suivons ces

Eaux dans leurs effets thérapeutiques sur la membrane muqueuse bronchique atteinte.

Une fois en présence du siége de la maladie, l'Eau minérale, puisant, dans l'existence de son calorique qu'elle tient en dissolution, et dans la combinaison toute spéciale de ses principes minéralisateurs fixes, une propriété (*béchique*, suivant l'expression de Bordeu) que nous appellerons *spécifique* avec le docteur Andrieu, a pu ainsi changer l'expression morbide de l'état pathologique qu'elle avait à combattre. Elle en a modifié le mode inflammatoire en ramenant à la forme franchement aiguë une phlegmasié lente et chronique. C'est ainsi que nous avons pu voir tous les symptômes d'une bronchite aiguë se substituer graduellement à ceux de la bronchite chronique préexistante. Ce premier travail de substitution (1) a été suivi, quelques jours après, d'une sorte de *tolérance sulfureuse*, et la bronchite *substituée* s'est in-

(1) Bien que le mot de *substitution* ne rende qu'imparfaitement compte des modifications que produisent dans ce cas-ci les Eaux-Bonnes, j'emploie cette expression, toute défectueuse qu'elle est, sous toute réserve, à défaut d'une autre plus explicite; si l'on n'admettait pas, dans ce travail d'*excitation* que produisent les Eaux-Bonnes, l'intervention d'un élément particulier, insaisissable, en un mot, *spécifique*, en quoi l'excitation hydrosulfureuse différerait-elle de celle que produisent l'alcool, le café, le vin, la cannelle, etc. ?

sensiblement évanouie, entraînant avec elle les derniers vestiges de la maladie première.

Pendant que les Eaux-Bonnes accomplissaient, à l'aide de leurs vertus spécifiques, ce travail réparateur dans la cavité thoracique, elles imprimaient, en vertu d'une force dynamique moins circonscrite, plus générale, une salutaire stimulation à tous les organes de l'économie.

Faiblement accentuée en raison même de la bénignité de la maladie que nous avions à combattre dans ce cas-ci, l'action des Eaux-Bonnes va se révéler à nos yeux avec des caractères plus tranchés et plus distincts à mesure que les lésions en présence desquelles les Eaux se trouveront, présenteront plus de gravité. Il ne faudrait pas croire, en effet, que l'action médicatrice des Eaux-Bonnes se bornât à faire disparaître des troubles fonctionnels aussi simples. Il est encore dans les affections de la muqueuse bronchique une forme morbide plus grave dans ses conséquences, plus opiniâtre dans ses symptômes, caractérisée par une hypersécrétion ordinairement muqueuse, quelquefois puriforme, des bronches; cette affection semble plutôt se rattacher à une irritation sécrétoire des canaux aériens qu'à une véritable inflammation : elle succède d'ordinaire à une ou plusieurs bronchites dont les symptômes inflammatoires se sont graduellement effacés. Les auteurs lui ont donné plusieurs dénominations ; elle est ordinairement connue sous le nom de *catarrhe pulmonaire*. L'observation suivante me semble de nature à mettre en relief l'efficacité de ces eaux dans le traitement de cette maladie.

OBSERVATION II. — Mme la baronne de ***, âgée de cinquante-huit ans, vint aux Eaux-Bonnes en août 1852, présentant tous les symptômes d'un catarrhe pulmonaire invétéré. Constitution appauvrie ; fibre molle, relâchée, tissus décolorés et légèrement infiltrés ; les mouvements ne s'effectuent qu'avec une extrême difficulté et s'accompagnent d'une dyspnée profonde ; toux fréquente, quinteuse ; expectoration facile de matières muco-albumineuses, puriforme, extrêmement abondante, surtout le matin et le soir, *où elle vide*, dit-elle, *sa poche*. — Anorexie, dyspepsie, pouls petit, lent et dépressible (62 pulsations) ; peau sèche et aride. Ce catarrhe remonterait, au dire de la malade, à deux ans, et aurait succédé à plusieurs rhumes négligés. Sonorité normale ; râles sous-crépitants à grosses et moyennes bulles, très-nombreuses à la base des

deux poumons, et qui devenaient de plus en plus
rares à mesure que l'oreille se rapprochait du sommet de la poitrine.

3 *août.* Trois quarts de verre d'eau minérale as-
sociée à quelques cuillerées d'infusion de Bour-
geons de Sapin du Nord, eau de goudron aux
repas ; frictions rubéfiantes tous les soirs sur la
poitrine et les bras, en vue de stimuler, régu-
lariser les fonctions du système tégumentaire.

9 *août.* La malade prend deux verres et demi ;
l'état des voies respiratoires ne présente aucune
modification appréciable.

12 *août.* Ardeur gutturale très-vive ; l'injection
spéciale de la muqueuse pharyngienne l'accompagne ; toux plus fréquente et moins profonde ; expectoration tout aussi abondante, mais moins con-
sistante, plus aérée ; l'appétit est plus énergi-
que, les fonctions digestives plus régulières (trois
verres).

24 *août.* Je revois Mme de *** ; elle présente les
modifications suivantes : traits plus animés, mouvements moins pénibles ; dyspnée moins marquée ;
pouls plus fort et plus résistant (70 pulsations) ;
l'amélioration des voies digestives, déjà notée, se
maintient ; peau moins aride.

L'ardeur gutturale persiste à un moindre degré d'intensité ; la toux a changé de caractère, tout en conservant sa fréquence ; les quintes longues et fatigantes qui brisaient périodiquement, soir et matin, les forces de la malade ont cédé ; l'expectoration est néanmoins encore très-abondante, simplement albumineuse et adhérente au fond du vase. La malade accuse de l'oppression, mais cette oppression ne ressemble plus à celle qu'elle ressentait au moment de son arrivée. A cette époque, ce symptôme paraissait se rattacher à une prostration de l'organe pulmonaire ou à un affaissement des muscles inspirateurs ; aujourd'hui la malade serait portée à l'attribuer à une plénitude sanguine des poumons.

J'auscultai sa poitrine, et je constatai plus de clarté, plus de netteté dans le bruit respiratoire ; il conservait toutefois un caractère bronchique dans quelques points disséminés, principalement le long du bord vertébral droit de l'omoplate, et en avant sous les clavicules des deux côtés. Les râles sous-crépitants étaient plus rares ; les bulles avaient diminué de grosseur, il est vrai ; mais cette modification dans les caractères de ce ronchus coïncidait avec l'apparition d'un nouveau signe

stéthoscopique ; c'était un sifflement musical pro-
longé qui accompagnait le murmure respiratoire
(râle sibilant). L'existence de ce nouveau râle était
pour moi l'indice pathognomonique certain d'une
modification survenue dans le mode morbide de la
muqueuse bronchique (pédiluve minéral de dix
minutes le matin, trois verres d'eau avec la même
association ; frictions rubéfiantes sur tout le corps ;
une pilule de codéine le soir).

Mme la baronne de *** supporta parfaitement
bien cette nouvelle dose. Je la revis cinq jours
après : l'oppression et la chaleur intra-thoracique
avaient notablement diminué, mais la toux et l'expectoration persistaient encore (je supprimai les
frictions rubéfiantes générales, et j'ordonnai des
demi-bains d'Eau minérale à 34 degrés centigrades
de vingt-cinq minutes, et à jours passés ; un pédiluve thermo-minéral au sortir du bain ; trois verres
et demi pendant les six jours suivants, après lesquels la malade but quatre verres). L'action combinée des Eaux-Bonnes à l'intérieur et à l'exté-
rieur amena les plus heureux résultats : la toux
perdit peu à peu de sa fréquence et ne se manifesta plus que le matin, provoquée par la présence
de quelques mucosités dans les bronches, et dont

l'expulsion se faisait sans efforts. Mme de ... prit douze demi-bains et continua les Eaux-Bonnes pendant dix jours encore.

La veille de son départ, j'examinai la poitrine avec la plus grande attention : sonorité normale dans toute son étendue; bruit respiratoire et murmure vésiculaire offrant une intensité et un rhythme parfaits; quelques râles-muqueux épars dans les gros tuyaux se faisaient encore entendre çà et là. Toute oppression avait disparu; l'état fonctionnel général s'était notablement amélioré; l'embonpoint avait reparu; les tissus s'étaient colorés; la peau avait perdu sa sécheresse; le pouls large, plein et résistant, battait 72 pulsations (10 pulsations de plus qu'à son arrivée). La malade parcourait, dans toute son étendue, la promenade horizontale sans trop de difficulté. Trente-cinq jours de traitement avaient suffi pour amener cette transformation.

Dans ce cas-ci, l'agent hydrosulfureux n'avait pas, comme précédemment, à combattre une simple phlegmasie de la muqueuse bronchique, il avait à redresser une fonction pervertie, à ramener à des proportions physiologiques une sécrétion exagérée. Par cette propriété éminemment *spéci-*

fique, dont nous avons signalé déjà l'existence, il a modifié la vitalité de la membrane muqueuse-bronchique, rectifié des tendances vicieuses consacrées par de vieilles habitudes morbides, substitué en quelque sorte à cet état pathologique à marche lente et insidieuse une phlegmasie franchement aiguë. Les modifications survenues dans les signes stéthoscopiques dans le courant du traitement ne laissent aucun doute à cet égard. A la faveur de ce travail de *spécificité,* l'Eau minérale a modifié, régularisé et finalement fait disparaître les évacuations abondantes qui étaient de nature à amener l'épuisement de l'économie. Enfin, comme pour compléter son œuvre réparatrice, en vertu de sa force *dynamique* générale, elle a réveillé l'activité fonctionnelle de l'organisme engourdi.

Pneumonie chronique. — Procédant par voie analytique, du simple au composé, mettons maintenant l'Eau minérale en présence d'une lésion qui, par son siége anatomique, la nature de ses symptômes et la gravité de son pronostic, diffère essentiellement de celles dont nous nous sommes occupés jusqu'à présent: je veux parler de la Pneumonie passée à l'état chronique, bien que ce.

mode de terminaison soit le plus rare de ceux que la pneumonie peut affecter, j'en ai recueilli trois cas, dont je vais soumettre le plus saillant à l'attention du lecteur.

OBSERVATION III. — Mlle L..., dix ans : constitution frêle, tempérament lymphatique, sans antécédents morbides héréditaires : *fluxion de poitrine* contractée l'hiver précédent. Soit négligence des parents, soit défaut d'attention des hommes de l'art, cette pneumonie ne fut reconnue que lorsque la phlegmasie avait déjà franchi le premier degré (*période d'engouement*). Je vis Mlle L..., en juin 1851. La face est pâle et bouffie : l'enfant est très-amaigrie, les digestions sont irrégulières et souvent troublées ; l'appétit fantasque. Le pouls est habituellement lent, dépressible : il se manifeste le soir un mouvement fébrile. La cage thoracique est bien conformée ; matité très-prononcée au niveau des deux tiers inférieurs du poumon gauche, plus marquée en arrière qu'à la partie antéro-latérale. L'auscultation me révèle, dans toute l'étendue du poumon gauche : 1° bronchophonie diffuse ; 2° souffle tubaire, surtout dans les points correspondants à la matité ; le murmure vésiculaire est imperceptible ; 3° crépitation très - marquée dans les grandes inspirations. Toux fréquente; expectoration copieuse de matières visqueuses, verdâtres, compactes et fétides.

17 *juin*. Trois quarts de verre d'Eau minérale.

21 *juin*. Un verre dans les vingt-quatre heures. Dès le cinquième jour, l'angine *sulfureuse* se révèle avec son injection caractéristique.

24 *juin*. Un verre et demi. Toux plus fréquente; matières expectorées plus abondantes, moins compactes, moins colorées. Il survient du dévoiement qui m'oblige à diminuer la dose (un verre).

29 *juin*. La diarrhée a disparu. La petite malade boit deux verres, qui sont bien tolérés. La toux conserve toujours son caractère de fréquence : l'expectoration est moins facile, visqueuse et plus claire : l'angine sulfureuse persiste; le pouls a plus d'amplitude, plus de fréquence, (74 pulsations le soir), avec chaleur à la peau.

7 *juillet*. Les selles redeviennent fréquentes, diarrhéiques; le sommeil agité; une turbulence inaccoutumée se manifeste. Interruption momentanée de la médication sulfureuse (frictions oléagineuses sur toute la surface du corps; pédiluve

minéral le matin, une pilule sédative le soir).
Deux jours après, le calme renaît, la médication
interne est reprise.

16 *juillet.* Deux verres et demi. La toux a perdu
de sa fréquence ; l'expectoration, de son abondance ;
matières franchement muqueuses. La matité a
diminué d'une manière notable. La bronchophonie est moins marquée. *Le souffle tubaire a fait
place à une crépitation bien distincte.* Le murmure
vésiculaire est plus perceptible. Ces modifications,
constatées par le stéthoscope, me prouvent que
déjà l'action spécifique de l'Eau minérale s'est
exercée sur le parenchyme pulmonaire, et lui a
rendu une partie de sa perméabilité.

20 *juillet.* Trois verres. Agitation nerveuse extrême. Le dévoiement reparaît. Je diminue la dose
(deux verres). J'administre quelques astringents à
la faveur desquels le dévoiement s'arrête, et les
deux verres sont tolérés. Je continue le traitement
jusqu'au 7 août.

A cette époque, la toux n'existe plus ; l'expectoration se résume en quelques crachats blancs muqueux, pelotonnés. Le côté gauche n'offre plus
aucune trace de son ancienne matité : la bronchophonie est à peine sensible. Quant au souffle tu-

baire, il est éteint; une crépitation diffuse, loin-
taine, perceptible seulement dans les grandes inas-
pirations, parvient à mon oreille : le bruit respiratoire et le murmure vésiculaire offrent une pureté
relativement normale.

Les chairs ont repris une teinte plus colorée; le
pouls est à 70 pulsations. L'ébranlement fébrile
du soir a disparu. L'embonpoint est sensiblement
revenu.

L'état général est entré dans une voie d'amélioration incontestable.

Dans cette observation se retrouvent les mêmes
tendances électives, et les mêmes propriétés spécifiques que nous avons déjà reconnues apparte-
nir aux Eaux-Bonnes. Je ferai de plus observer
qu'ici le problème thérapeutique à résoudre était
autrement difficile : il n'était plus question de faire
disparaître une simple phlegmasie, ou de régula-
riser une fonction pervertie; il s'agissait de rendre
l'élasticité, la perméabilité à un organe dont le
tissu primitivement spongieux s'était *hépatisé, in-
duré* par le fait de l'inflammation.

Pour atteindre ce but, l'agent hydrosulfureux a
eu recours à l'action combinée de la *spécificité* locale et de la stimulation *dynamique*, en quelque

sorte *réactionnelle* de toute l'économie. Ainsi,
d'une part, fidèle à son mode thérapeutique, il a
changé le caractère inflammatoire de l'organe lésé
en transformant l'état chronique en état aigu : en
activant les aptitudes fonctionnelles du système
absorbant, il a dû nécessairement favoriser la résorption des matériaux plastiques du sang épan-
chés ou infiltrés dans la trame de l'éponge pulmonaire (ainsi que l'anatomie pathologique nous
démontre le fait dans les cas de pneumonie chronique) ; d'autre part, en provoquant sur le système
tégumentaire et les principaux émonctoires de l'organisme, une stimulation en quelque sorte *révulsive*, l'Eau minérale a pour ainsi dire décentralisé
l'élément morbide, et en a favorisé ainsi l'élimi-
nation définitive.

Maladies de l'arrière-gorge et du larynx. —
Il est dans les phlegmasies chroniques des voies
respiratoires deux variétés qui se rencontrent
fréquemment parmi les malades qui se rendent aux Eaux-Bonnes ; leur gravité ne va pas,
il est vrai, jusqu'à compromettre l'existence, mais
elle constitue une infirmité des plus gênantes,
et bien souvent un sérieux obstacle à l'exercice
de certaines professions. Il s'agit de la pharyn-

gite *granuleuse* et de la *laryngite chronique non ul-céreuse.*

Réfractaires à tous les agents pharmaco-dyna-miques, ces deux affections cèdent, comme on va le voir, avec une facilité merveilleuse à la médica-tion hydrosulfureuse de Bonnes. — Décrite pour la première fois d'une manière complète par M. le professeur Chomel, et tout récemment par M. le docteur Buron (1), la pharyngite granuleuse est caractérisée par une ardeur, une sécheresse, plus ou moins intense de la gorge, qui s'accompagne fréquemment de dysphagie : après des efforts d'une toux gutturale pénible, le malade qui en est at-teint rejette de petits crachats blancs, nacrés, pe-lotonnés sur eux-mêmes, dont le volume est ordi-nairement d'un pois : le timbre de la voix est voilé, la parole difficile, douloureuse même, si elle est trop longtemps soutenue.

La muqueuse palato-pharyngienne affecte une teinte bleuâtre à plaques rouges violacées ; sa sur-face est parsemée d'une série de granulations d'un volume qui varie d'un grain de millet à une len-tille. Ovalaires, à reflets luisants, variables en nombre, ces élevures ont ordinairement leur siége

(1) Thèse, 1851.

sur le voile du palais, la luette, mais principalement sur la paroi postérieure du pharynx : tout porte à croire que ces granulations ne sont que des follicules mucipares hypertrophiés.

OBSERVATION IV. — Tels sont du moins les symptômes que j'ai observés sur bon nombre de personnes affectées de cette maladie, entre autres chez M. de ..., dont la carrière parlementaire avait été interrompue par suite de cette affection. Les émollients, les astringents, les résolutifs et même les caustiques avaient été tour à tour employés sans amener le moindre soulagement. L'absence de tout antécédent rhumatismal, syphilitique ou herpétique, me convainquit que la maladie était essentiellement idiopathique.

Dès le début de la médication sulfureuse, il s'opéra dans l'état de la muqueuse pharyngienne des modifications que je signale avec d'autant plus d'intérêt qu'elles n'ont point été mentionnées jusqu'à ce jour.

Une couleur rouge-vif, uniforme, accompagnée d'une chaleur constrictive, lancinante, se substitua à la teinte bleuâtre, aux plaques rougeâtres et violacées primitives ; toutefois cette nouvelle teinte présentait des caractères spéciaux qui la distin-

guaient de cette suffusion sanguine, rouge, poin-
tillée, que l'on constate dans les angines gutturales
et pharyngées. Elle semblait dépendre d'une turgescence sanguine de toutes les artérioles et vei-
nules qui rampent à la surface de la membrane
muqueuse. Ainsi congestionnés, tous ces vaisseaux capillaires formaient un véritable réseau
qui enlaçait en tous sens les granulations. Isolées en premier lieu dans ces mailles vasculaires, les élevures ne tardèrent pas à être sillon-
nées dans tous les sens et dans toute l'étendue
de leur surface, et à disparaître ainsi dans l'uni-
formité de la teinte générale.

Désireux d'activer l'intensité médicatrice des
Eaux-Bonnes sur l'organe malade, j'ordonnai, en
outre des quatre verres que buvait M. de ..., des
gargarismes minéraux répétés dans la journée.
Quelques jours après, j'examinai de nouveau la
gorge : l'angine sulfureuse accusait des tendances
résolutives marquées ; ainsi, la teinte rouge perdit
de son éclat et de son étendue : insensiblement,
je vis s'affaisser les élevures granulées ; enfin,
après quarante-cinq jours de traitement, la muqueuse pharyngienne présentait une surface lisse
et polie : les granulations s'étaient totalement effa-

cées. Un an après, je revis M. de... à Paris. Non-seulement il n'existait plus trace de granulations, mais la voix avait repris toute sa clarté et son étendue.

La deuxième variété phlegmasique, dans laquelle les effets thérapeutiques des Eaux-Bonnes se révèlent sous le jour le plus manifeste, est, sans contredit, la *laryngite chronique.* Je ne parlerai ici que de ces inflammations du larynx à forme bénigne et sans complication d'ulcération, et dont la symptomatologie se résume ordinairement dans les caractères suivants : altération plus ou moins prononcée du timbre de la voix pouvant aller jusqu'à l'extinction ; sensation d'un corps étranger engagé dans le tuyau laryngien avec une toux d'excréation, pénible et creuse : expectoration muco-séreuse ou albumineuse, parfois fétidité de l'haleine. La colonne d'air en traversant le larynx fait entendre un bruit râpeux. Si on abaisse fortement la langue, indépendamment de l'existence des caractères anatomiques qui accompagnent d'ordinaire les phlegmasies chroniques de la muqueuse pharyngienne, on peut apercevoir la valvule épiglottique injectée, épaissie, tuméfiée. Là s'arrête la vue : il est donc anatomiquement impossible de constater la nature des altérations que peut subir la Glotte dans ce genre d'affection.

Les Eaux-Bonnes exercent sur l'organe laryngien une action tellement directe, que je me souviens d'avoir connu une jeune femme qui perdit complétement la voix pendant un certain nombre de jours, dès le quatrième verre d'Eaux-Bonnes.

Voici, du reste, une observation des plus concluantes, qui vient à l'appui de cette assertion d'hydrothérapeutique.

OBSERVATION V. — Laryngite chronique idiopathique, avec extinction de la voix. M. X..., officier d'état-major : constitution robuste; tempérament lymphatique. Ce malade n'a jamais été atteint d'affections rhumatismales, syphilitiques ou cutanées. En décembre 1850, au champ de manœuvre, par un temps froid et humide, obligé pendant plusieurs heures de donner à sa voix les intonations fortes et élevées des commandements militaires, M. X... ressentit à la gorge une douleur faible au début, mais qui quelques jours après acquit une intensité telle, qu'il dut interrompre son service. L'émission de la voix devint de plus en plus pénible; son timbre s'altéra rapidement : trois semaines après, la voix était complétement éteinte.

Ce jeune homme vint aux Eaux-Bonnes, en juin 1850 : la voix est toujours éteinte, la parole réduite à une sorte de chuchotement presque inintelligible ; s'il fait des efforts pour se faire entendre, l'oreille est péniblement affectée par un son rauque et caverneux. La pression du larynx n'est point douloureuse : sensation d'un corps étranger arrêté dans le tuyau aérien. Teinte blafarde, ardoisée, de la membrane muqueuse pharyngienne ; amygdales hypertrophiées principalement à droite. Point d'ulcérations ; épiglotte tuméfiée, teinte grisâtre ; bruit laryngien, dur, râpeux.

Les poumons et le cœur n'offrent aucune trace d'altération : toux presque nulle, expectoration séro-albumineuse, sécheresse de la peau.

Deux bains gélatineux sont administrés en vue de préparer le système tégumentaire.

25 *juin*. M. X... est soumis à l'usage des Eaux-Bonnes. Dans la crainte de fatiguer l'attention du lecteur, je glisserai sur le mode d'administration qui fut suivi : qu'il me suffise de dire qu'indépendamment de la médication minérale interne, dont la dose extrême fut de quatre verres, M. X... prit des bains sulfureux entiers, très-nombreux.

Fidèles à leur mode habituel d'action, ces eaux commencèrent par exaspérer les symptômes morbides existants, en substituant un état d'acuité à la forme chronique de la maladie. Comme dans les cas précédemment relatés, cette exaspération substitutive se maintint à ce niveau d'élévation pendant quelques jours, après lesquels elle entra dans une voie de décroissance graduelle, dont le dernier terme thérapeutique fut le rétablissement complet de l'organe dans la plénitude de ses fonctions. Je dois dire que, dans cette circonstance, l'angine sulfureuse pathognomonique de la médication sulfureuse avait été très-intense, et de longue durée.

12 *août*, quarante-deuxième jour du traitement, M. X... vint me voir : la voix avait recouvré toute la pureté et l'étendue de son timbre ; il n'existait plus de trace d'inflammation dans le pharynx ; la valvule épiglottique n'avait plus son aspect grisâtre et avait sensiblement perdu de son épaisseur.

L'extinction de voix durait depuis neuf mois.

Cette affection est loin d'avoir toujours ce caractère de simplicité idiopathique ; très-souvent la connaissance des commémoratifs nous fait dé-

couvrir des rapports de connexité pathogénique
entre l'affection locale du larynx et une diathèse
rhumatismale, herpétique ou syphilitique préexistante; c'est principalement dans de telles conditions étiologiques que se révèle l'efficacité des
Eaux-Bonnes.

OBSERVATION VI. — J'ai donné, en 1852, mes
soins à une dame qui vint à Bonnes avec tous les
symptômes d'une pharyngo-laryngite chronique
remontant à plusieurs mois. Tous les moyens
thérapeutiques employés jusqu'alors étaient restés
impuissants. J'interrogeai la malade sur les diverses circonstances morbides qui avaient précédé
la manifestation de cette lésion, et j'appris que,
deux ans auparavant, cette dame avait été atteinte
d'une éruption herpétique du visage, bornée principalement aux joues. Des veilles prolongées,
passées dans les graves préoccupations que lui
inspirait la santé de son fils, semblaient en
avoir été, ainsi que le fait arrive souvent, la
cause efficiente. Un traitement local, imprudemment conçu, avait brusquement fait disparaître
cette éruption. A dater de cette époque, s'étaient
manifestés les prodromes de la pharyngo-laryngite.
Évidemment cette dernière affection n'était que la

conséquence d'une métastase de l'élément dar-
treux; du reste, l'épiderme des joues, examiné
avec soin, conservait encore des traces de la maladie éruptive; la surface, légèrement injectée,
avait un aspect chagriné.

Sous l'influence de la médication sulfureuse,
l'affection herpétique reparut, et son retour coïn-
cida avec une amélioration notable du larynx et de
la muqueuse pharyngienne. Quarante-cinq jours
d'Eaux-Bonnes amenèrent la disparition radicale
de cette double affection qui, par le fait, n'en con-
stituait évidemment qu'une.

Il arrive fréquemment que l'inflammation chronique de la muqueuse laryngienne est entretenue
par l'existence d'un vice syphilitique insidieuse-
ment larvé et souvent méconnu. La laryngite ne
se trouve être encore que la manifestation locale
de l'infection générale de l'organisme.

Administrées dans ces conditions pathologi-
ques, les Eaux-Bonnes peuvent rendre d'éminents
services, non par des vertus antisyphilitiques
qu'elles ne possèdent point, mais en donnant, par
leurs propriétés stimulantes, à l'économie une impulsion susceptible de raviver l'action éteinte du
virus : c'est ainsi que, véritable pierre de touche,

elles dévoilent l'existence syphilitique qui n'était pas même soupçonnée.

Indépendamment de cette faculté révélatrice, les Eaux-Bonnes, associées au traitement mercuriel, en favorisent puissamment les effets, ainsi que je l'ai bien souvent observé. Les récentes recherches de M. Pégot prouveraient que les eaux de Bagnères-de-Luchon possèdent, à cet égard, les mêmes propriétés. Il paraîtrait même que la médication sulfureuse aurait la propriété de conjurer le ptyalisme mercuriel, qui est, comme on le sait, une conséquence fréquente du traitement hydrargyrique.

Ainsi que dans la pharyngite granuleuse, l'action topique des Eaux-Bonnes employées en gargarisme m'a paru suivie, dans la laryngite chronique, des meilleurs résultats, bien que, dans cette dernière affection, l'eau minérale ne soit point mise en contact immédiat avec l'organe malade. Ce fait d'hydrothérapie serait-il la reproduction de ce qui se passe dans les guérisons de phlegmasie laryngée obtenues par de simples cautérisations superficielles des amygdales et de la base de la langue ?

Je ne saurais donc trop le répéter, les Eaux-

Bonnes, par leur affinité visiblement élective pour l'organe de la voix et le pharynx, constituent un spécifique héroïque dans toutes les inflammations de ces deux organes. Aussi voyons-nous chaque année, à Bonnes, bon nombre d'illustrations de la chaire, du barreau ou du théâtre retrouver, par l'usage de ces Eaux, une netteté et une puissance d'organe que les fatigues professionnelles avaient profondément compromises.

Les faits qui consacrent les merveilleux effets de ces Eaux dans cette classe de lésions sont tellement nombreux, que je craindrais de fatiguer l'attention du lecteur en insistant plus longtemps sur ce point.

Pleurésie chronique. — Quittons maintenant les membranes muqueuses et jetons un coup d'œil sur la manière dont se comporte l'agent hydrosulfureux dans les phlegmasies de la séreuse qui enveloppe les poumons.

Le mode de terminaison le plus ordinaire des inflammations chroniques de la plèvre (pleurésie chronique) est la production, dans la cavité pleurale, d'un épanchement plus ou moins abondant d'un liquide ou séreux, séro-albumineux, albumino-fibrineux ou même purulent, au milieu duquel flottent souvent des concrétions membraniformes de consistance variable que l'on désigne sous le nom de *fausses membranes*. Situé en dehors des poumons, emprisonné dans une sorte de kyste pseudo-membraneux, ce produit de sécrétion morbide semblerait, de prime abord, hors de portée de l'action dynamique des Eaux-Bonnes. Il n'en est pourtant rien : il ne se passe pas, en effet, d'années où nous ne voyions de vastes collections qui jusqu'alors avaient défié les révulsifs, les purgatifs, les diurétiques, etc., se résoudre graduellement sous l'influence de la médication sulfureuse administrée *intus* et *extra*. Je n'en relaterai qu'un exemple.

OBSERVATION VII. — Mlle de X..., dix-huit ans, tempérament à prédominance des fluides blancs, constitution assez frêle, vint à Bonnes en juillet 1852.

L'hiver précédent, cette jeune fille avait ressenti, dans les parois thoraciques des deux côtés et à la base, des douleurs vagues, sans fièvre et sans toux, qui furent considérées comme rhumatoïdes ; peu de temps après, la respiration perdit de son étendue et de sa liberté ; elle devint accélérée, haletante ; une petite toux oppressive et

sèche se manifesta. Peu expansive par caractère, et redoutant par-dessus tout les remèdes,
Mlle de X... dissimula longtemps son mal. Quelques vésicatoires tardivement appliqués *loco do-
lenti;* quelques moyens internes restèrent sans
effet, et cette jeune fille fut conduite aux Eaux-
Bonnes.

Le côté gauche dans son tiers inférieur tant en
avant qu'en arrière, le côté droit dans ses deux
tiers inférieurs en avant principalement, présentent une matité marquée ; les deux côtés de la
poitrine sont mesurés au même niveau : le côté
gauche offre une ampliation de 2 centimètres sur
le côté droit; bruit respiratoire nul ; la voix sans
résonnance particulière ; toux, expectoration insignifiantes ; douleurs obtuses et sourdes ; le décu-
bitus se fait indifféremment sur toutes les posi-
tions ; respiration générale accélérée ; parole légèrement haletante ; pouls irrégulier ; du reste, point
de signe qui dénotât l'existence de tubercules ou
de prédisposition tuberculeuse.

Je diagnostiquai un épanchement pleurétique
bilatéral, dont la formation s'était opérée sans
réaction inflammatoire, d'une manière lente, insidieuse, comme cela arrive dans cette variété

de pleurésie que les anciens appelaient *latente.*

Mlle de X... commença le traitement par un verre ; le dixième jour elle en buvait quatre. Tolérance parfaite : le vingt et unième jour il se manifesta, du côté du tube digestif et du système nerveux, quelques troubles fonctionnels, signe pathnognomonique d'un état de saturation minérale. Interruption de six jours, durant laquelle je donne du lait d'ânesse avec une cuillerée de sirop de quinquina. La percussion et l'auscultation me prouvèrent déjà, dès cette époque du traitement, qu'un travail de résorption s'effectuait. En effet, *du côté gauche*, en avant et sur la partie latérale, la matité a diminué d'intensité et d'étendue : en arrière et en bas, dans le point le plus declive de la cavité pleurale, elle persiste au même degré. *A droite*, les signes plessimétriques sont encore plus tranchés. Le son hépatique se fait entendre à un niveau plus élevé, en avant, sur le côté, preuve évidente que l'épanchement se résorbe.

A gauche, l'oreille commence à percevoir le murmure vésiculaire de retour, et à la partie moyenne et inférieure des poumons, un bruit de *frôlement* qui, dans l'aspiration, est plus marqué (premier degré du frottement pleurétique, indice de fausses membranes, encore molles et albumineuses). L'absence d'œgophonie (voix chevrotante) s'expliquait par l'ancienneté de l'épanchement qui avait enlevé au tissu pulmonaire comprimé et refoulé, toute son élasticité.

Le traitement hydrosulfureux fut repris aux mêmes doses que dans la première saison ; des bains généraux sulfureux à 34 degrés d'une demi-heure à jours passés en premier lieu, puis tous les jours, furent administrés. Les Eaux-Bonnes furent ainsi continuées pendant vingt-cinq jours encore. A cette époque je suspendis définitivement la médication.

1° Les mouvements respiratoires ont gagné en liberté et en étendue ; il n'existe plus ni douleur ni toux ; l'anhelation a disparu.

2° A la percussion, sonorité normale à droite et à gauche dans tous les points où la matité existait primitivement, sauf en arrière et en bas (côté gauche), dans l'espace de deux pouces carrés seulement. Les deux côtés de la poitrine sont de nouveau mesurés : le côté droit a diminué de 2 centimètres, et le côté gauche, comparé au côté droit, n'offre plus qu'une ampliation de 1 cen-

timètre ; ce dernier a donc diminué de **3** centimètres.

Dans le fait de résorption de ce double épanchement, c'est évidemment moins l'action spécifique des Eaux-Bonnes que leur action dynamique
qui a été mise en jeu. La stimulation hydrosulfureuse a dû, selon toutes probabilités, s'exercer
sur les vaisseaux absorbants. Ceux-ci, suractivés
dans leur énergie fonctionnelle, ont agi directement sur le produit de sécrétion qui, insensiblement résorbé et repris au sein de l'organisme, en
a été définitivement éliminé à l'aide de ce mouvement fluxionnaire centrifuge, inhérent, comme
nous l'avons déjà vu bien souvent, au mode d'action même des Eaux-Bonnes.

De l'asthme. — Enfin, pour clore le cadre des
maladies fonctionnelles des voies respiratoires,
dans lesquelles l'usage des Eaux-Bonnes peut
intervenir avantageusement, disons un mot de
l'asthme. Je n'entrerai point, à l'occasion de cette
affection, dans de longs développements scienti-
fiques, dans l'espoir de dissiper l'incertitude qui
plane sur la pathogénie de cette étrange maladie :
qu'il me suffise de dire que, variable dans ses cau-
ses, insaisissable dans sa nature et souvent dans

son siége, mais constante dans l'expression de ses symptômes, l'asthme est une névrose de l'appareil respiratoire, à forme périodique, dont les accès plus ou moins rapprochés débutent brusquement par une orthopnée violente, et se terminent le plus habituellement par une abondante expectoration ou une grande sécrétion d'urine. Sans compromettre directement l'existence, cette maladie n'en constitue pas moins une infirmité des plus pénibles, devant la ténacité de laquelle sont venus successivement échouer tous les efforts de la thérapeutique. Seules, les Eaux-Bonnes peuvent à juste titre prétendre à la guérir. « Les asthmatiques devraient en faire leur « boisson ordinaire, disait Bordeu dans sa dixième « lettre à Mlle de Sorbério. » Et l'expérience vient chaque année nous démontrer la vérité de cette assertion.

Observation VIII. — Je vis M. de S... le 6 juillet 1852 : trente-neuf ans, constitution grêle, tempérament nerveux à prédominance hépatique. Il me dit que, dans la nuit qui avait suivi son arrivée à Bonnes, il avait été brusquement réveillé par un sentiment de resserrement de la poitrine des plus pénibles, qui était pour lui le signe précurseur infaillible d'une crise d'asthme (1). Cet asthme datait de six ans : des excès de jeunesse, suivis de vives préoccupations, semblaient en avoir été la cause déterminante. Son dernier accès avait eu lieu un mois auparavant et avait duré quatre jours.

Accroupi sur son lit, les traits convulsés, les yeux saillants, injectés, la parole entrecoupée, la respiration haletante, sibilante, le pouls accéléré, la peau brûlante, tel était l'état dans lequel se trouvait M. de S...

Sonorité thoracique normale : râles sibilants et ronflants, absence de signes de maladie organique des poumons ou du cœur (asthme essentiel). L'accès dura trente-six heures et se termina par une abondante sécrétion de mucosités bronchiques.

M. de S... commence, immédiatement après, l'usage des Eaux-Bonnes, précédées toutefois de deux bains gélatineux. Le dixième jour (deux verres), nouvelle crise d'asthme : même expression symptomatique. *Je n'en continue pas moins l'admi-*

(1) Presque tous les asthmatiques, en arrivant aux Eaux-Bonnes, payent ce tribut. Le fait s'explique tout naturellement par le changement de milieu atmosphérique et les nouvelles conditions météorologiques dans lesquelles ils se trouvent brusquement transportés.

nistration des eaux sulfureuses pendant toute la durée de l'accès. L'orthopnée fut plus intense cette fois, et l'expectoration critique plus lente à se manifester; elle ne parut que quarante-huit heures après l'invasion. Le douzième jour, je portai la dose à deux verres et demi et graduellement jusqu'à quatre. Je prescrivis concurremment des demi-bains, et plus tard des bains entiers. Le vingt-cinquième jour, dévoiement, insomnie (suspension du traitement); il ne s'était pas manifesté de nouvel accès.

M. de S... reprend les Eaux-Bonnes huit jours après; il en continue l'usage selon le mode précédemment suivi, pendant vingt jours, sans réapparition de crise d'asthme.

Ce malade est revenu en 1853 : l'hiver s'était écoulé dans des conditions incomparablement meilleures que les années précédentes; un seul accès s'était manifesté à la suite d'une transition brusque de température, à la sortie d'un bal. Je dois dire que les Eaux-Bonnes *transportées* avaient été continuées durant tout l'hiver (dix jours chaque mois, un verre matin et soir, coupées avec un cinquième de lait bouillant). Son arrivée à Bonnes n'a point été signalée cette année comme l'année précédente par un accès. La médication hydrosulfureuse fut suivie pendant trente-deux jours et parfaitement tolérée. Toutefois, pour être rigoureusement exact, je dois dire que, les premiers jours, elle détermina un léger ébranlement pulmonaire, mais qui n'était qu'un pâle reflet de la scène morbide qui avait eu lieu l'an dernier.

Je rencontre souvent dans le monde un jeune homme qui, après avoir vainement épuisé toutes les ressources de la médecine ordinaire, en vue de se débarrasser d'un asthme qui jetait sur sa vie un voile de tristesse, en a été radicalement guéri par deux saisons passées aux Eaux-Bonnes.

Moins privilégié que M. de S..., ce malheureux était en proie à des accès très-rapprochés et fort longs dont le paroxysme se manifestait surtout la nuit, et s'accompagnait d'une sécrétion bronchique tellement abondante, que trois et quatre serviettes suffisaient à peine aux exigences d'expectoration d'une seule nuit.

En présence de pareils résultats, il serait difficile de révoquer en doute l'action curatrice de nos Eaux dans cette déplorable affection. C'est, suivant toutes probabilités, en modifiant à l'aide de leurs propriétés spécifiques l'innervation pulmonaire perturbée, qu'elles rompent la périodicité des accès, et font graduellement cesser l'orthopnée, qui est le symptôme le plus douloureux de la maladie. Je ne doute pas, en outre, que la révulsion qu'elles provoquent sur le système tégumentaire, en corrigeant une trop vive impressionnabilité de cet appareil, ne concoure puissamment aussi à l'acte curatif.

Il ne faudrait pas croire que l'asthme se présentât toujours avec ce caractère essentiel : le plus ordinairement il se rattache à l'existence d'une lésion organique du cœur ou des gros troncs vasculaires. Cette complication contre-indiquerait, ainsi que nous aurons occasion de le dire plus tard, l'usage des Eaux-Bonnes : il résulte donc de ce fait que l'organe central de la circulation d'un asthmatique doit toujours être, de la part du médecin, l'objet d'un sérieux examen.

Phthisie pulmonaire. — Pour mettre le lecteur à
même de pouvoir suivre l'agent sulfureux dans ses
effets au sein du poumon frappé de phthisie pulmonaire, je dois de toute nécessité entrer dans quelques détails anatomo-pathologiques relatifs à la nature du *tubercule* qui, comme on le sait, con-stitue
l'élément anatomique de cette lésion. Je serai bref,

Sans analogie dans l'économie, dépourvu d'organisation et de texture, le tubercule pulmonaire
est un produit accidentel, un véritable néoplasme
développé de toutes pièces au sein de l'organe,
sans caractère inflammatoire. Irrégulier dans sa
forme, d'une couleur blanc-jaunâtre, d'une consistance qui varie suivant le degré de son développement, du volume d'un pois à un grain de
millet, ce corpuscule, que Laënnec a désigné sous
le nom de *tubercule miliaire*, et M. Louis de *granulations grises*, se développe par une sorte d'agré-
gation moléculaire ou de juxtaposition ; rarement
isolées, ces granulations constituent, au milieu du
parenchyme pulmonaire, des masses irrégulières
grisâtres demi-transparentes (infiltration tuberculeuse grise), que Laënnec et M. Louis considèrent
comme le premier degré du tubercule.

Tôt ou tard, en vertu d'une force intérieure qui

lui est inhérente, le tubercule *cru* ou au premier degré se ramollit, se transforme en une matière jaunâtre de consistance caséeuse (deuxième degré), qui ne tarde pas à prendre tous les caractères d'une véritable bouillie puriforme (troisième degré). Ainsi transformé, ce produit néoplastique désorganise et détruit la trame cellulo-vasculaire qui l'entoure, puis force les tuyaux bronchiques les plus proches et se fraye ainsi un passage au dehors. Éliminé, il laisse nécessairement après lui une ou plusieurs cavités ulcéreuses (cavernes) plus ou moins vastes, qui peuvent, ainsi que les recherches anatomo-pathologiques l'ont démontré, exceptionnellement se cicatriser.

Le tubercule ne suit pas toujours cette marche ; il peut se transformer en une substance calcaire et crétacée, et pendant que la nature opère ce travail, le tubercule s'indure, s'atrophie, et se trouve peu à peu enveloppé d'un kyste qui l'isole au milieu du tissu pulmonaire rétracté.

Enfin, il peut encore arriver que la matière tuberculeuse ne soit ni excrétée à travers les bronches, ni transformée en substance crétacée, et qu'elle disparaisse par voie d'absorption pure et simple (Fournet et Ernest Boudet). Nous verrons dans

un instant que les Eaux-Bonnes, par la nature de
leurs effets, ne peuvent que favoriser ce dernier
mode de résolution.

Quoi qu'il en soit de la marche et du mode de
terminaison suivis par le tubercule, ce produit de
sécrétion morbide, déposé au milieu de l'éponge
pulmonaire, ne tarde pas à agir sur cet organe à
la manière d'un corps étranger : véritable épine
implantée dans le poumon, il devient la cause
permanente de congestions, d'accidents hémoptoïques ou inflammatoires.

Ces préliminaires établis, quel peut être le rôle
des Eaux-Bonnes dans ce drame pathologique ?

A la veille de publier un travail sur les maladies du larynx en général et sur leur mode de
traitement, je ne parlerai ici que de la phtisie
pulmonaire, me réservant de consacrer un chapitre spécial à la phthisie laryngée.

OBSERVATION IX. — M. le comte de X...,
vingt-huit ans : tempérament lymphatique, constitution débile; sa mère a succombé à une affection de poitrine. A vingt et un ans, maître d'une
belle fortune, il se jeta dans le tourbillon de la
vie parisienne, avec tout l'entraînement de son
âge. Après cinq années d'un genre de vie fort

accidentée, il fut pris d'un vomissement de
sang abondant, rutilant et spumeux : quelques
mois après, il se manifesta une petite toux sèche
avec expectoration de crachats salivaires, et douleurs vagues dans la poitrine ; une petite fièvre
parut tous les soirs ; ses forces diminuaient, son
embonpoint disparut. Sur l'avis de M. le docteur
Cruveilhier, M. de X... vint aux Eaux-Bonnes.

Dépression très-appréciable à la région sous-
claviculaire gauche correspondant à un défaut de
sonorité relative, ainsi que dans la fosse sus et
sous-épineuse du même côté. Bruit respiratoire
généralement rude, légèrement bronchique au-
dessous de la clavicule et le long du bord vertébral de l'omoplate : expiration prolongée, résonnance de la voix ; la main, appliquée sur cette
région, constate un mouvement vibratoire marqué : dans des efforts de toux, craquements secs,
confus ; le poumon droit n'offre pas de traces de
lésion ; voix faible et voilée ; toux sèche, expectoration spumeuse et nacrée ; essoufflement dans
les mouvements ascensionnels ; sueurs nocturnes,
partielles ; amaigrissement, fièvre le soir (tuberculisation au premier degré du lobe supérieur du
poumon gauche).

Le 22 juin 1853, M. de X... commença la
médication sulfureuse; il débuta par des doses
très-restreintes. Le dix-huitième jour il prenait
deux verres. A cette époque, je constatai déjà
une diminution dans la matité. Toutefois, *les craquements sont plus nombreux, du moins en appa-
rence, et plus distincts à l'oreille.* Mais la voix offre
moins de retentissement, et le bruit respiratoire
moins de rudesse; la dyspnée est moins forte, la
toux et l'expectoration n'offrent point de change-
ments. Je porte la dose à trois verres le vingt-
cinquième jour.

Le trente-deuxième jour du traitement, il prend
quatre verres. A cette époque il se manifeste des
évacuations alvines semi-liquides avec coliques,
et une insomnie violente. Je suspends la médication pendant six jours (lait d'ânesse, avec sirop
Ratanhia; une pilule de codéine, 5 centigr.). Les
accidents intestinaux et l'éréthisme nerveux cèdent
promptement.

Le 29 juillet, reprise du traitement, qui est con-
tinué jusqu'au 14 août sans interruption. Nouvel
examen :

L'amaigrissement a fait place à un certain embonpoint; le malade se sent beaucoup plus fort; la

voix a gagné en puissance et en clarté, la toux est à peine sensible, l'expectoration est nulle. M. de X... fait des ascensions sur la montagne sans éprouver trop d'essoufflement ; les sueurs ont complétement disparu avec la fièvre du soir. La poitrine, explorée attentivement à gauche, me donne une matité presque insensible, qui se traduit plutôt par un défaut d'élasticité sous le doigt percuteur. Le bruit respiratoire a perdu son caractère rude et soufflant ; la bronchophonie est moins appréciable, bien que l'oreille la perçoive encore. L'expiration est rentrée dans ses limites de durée normale.

Toutefois, il existe encore des *craquements secs et nombreux*.

De cet ensemble de résultats plesso-stéthoscopiques, sommes-nous autorisés à conclure à la résolution radicale de l'engorgement tuberculeux ?

Évidemment, non : les Eaux-Bonnes en ont cependant modifié visiblement la condition d'existence. En effet, la diminution de matité, l'affaiblissement marqué de la bronchophonie, et la disparition du souffle bronchique du bruit respiratoire, nous prouvent qu'en vertu de ses propriétés spécifiques, l'agent hydrosulfureux a provoqué la résorption des produits phlegmasiques infiltrés dans le tissu pulmonaire qui entourait comme une coque inflammatoire le tubercule, et que, par le fait de ce premier travail, il a rendu au parenchyme pulmonaire une partie de sa perméabilité. Ainsi démasqué, le tubercule devait dès lors être plus facilement perçu par l'oreille ; aussi avons-nous constaté des craquements plus distincts, et par le fait plus nombreux, bien qu'en réalité ils n'aient pu vraisemblablement augmenter en nombre.

Si, d'un autre côté, nous établissons un parallèle entre l'état de l'organisme du malade à la fin du traitement, et celui dans lequel il se trouvait à son arrivée aux Eaux-Bonnes, il est évident pour tout le monde que l'eau minérale, par une sorte de *concensus organo-physiologique*, a agi dans ce cas-ci à la manière des reconstituants les plus efficaces : suractivité vitale, augmentation de la force de résistance générale.

Dès lors, les tubercules *isolés* dans l'éponge pulmonaire, ne rencontrant plus dans l'organisme tonifié le même concours, les mêmes tendances morbides se sont ainsi trouvé frappés d'impuissance et d'inertie. Je ne serais point éloigné de croire que telles sont les conditions dans lesquelles la nature, dans ses généreux efforts, peut élaborer cette œuvre de transformation crétacée dont nous avons déjà dit un mot au commencement de ce chapitre.

Il faut donc le reconnaître, la médication hydro-sulfureuse de Bonnes, n'eût-elle d'autre résultat thérapeutique que d'immobiliser ainsi le tubercule et de le rendre compatible, comme le fait justement remarquer M. Andrieu, avec les exigences de la santé, qu'elle constituerait déjà une ressource des plus précieuses ; car, nous devons humblement le confesser, tous les autres moyens préconisés jusqu'à ce jour comme héroïques dans le traitement de la phthisie pulmonaire, n'ont eu qu'une vertu palliative (1).

(1) En 1852, enhardi par les succès que des médecins d'un mérite incontestable affirmaient avoir retiré de l'usage des *aspirations iodées* dans le traitement de la phthisie pulmonaire, j'eus recours à ce nouvel agent thérapeutique d'après le mode d'emploi indiqué et avec l'appareil gradué de M. Chartroule. Une première fois, il s'agissait d'un jeune magistrat atteint d'une tuberculisation au premier degré du lobe supérieur du poumon gauche : une toux des plus violentes se manifesta dès les premières aspirations ; je les suspendis momentanément, jusqu'à cessation de la toux. Reprises quelques jours après, elles déterminèrent une hémoptysie abondante, et la toux reparut plus intense que jamais.

Dans une autre occasion, je fis usage des aspirations iodées sur une jeune femme parvenue au troisième degré de la phthisie pulmonaire ; une vaste caverne existait au-dessous de la clavicule droite.

Je soumets à l'appréciation de mes lecteurs encore un exemple plus frappant peut-être des merveilleuses propriétés de ces Eaux, dans les premières phases de la tuberculisation, surtout lorsque la lésion pulmonaire se trouve pathogéniquement liée à une diathèse scrofuleuse.

OBSERVATION X. — M. Y...., trente ans ; tempérament lymphatique, anémie, constitution appauvrie ; hémoptysies nombreuses, peu abondantes, de nature passive, sans antécédents héréditaires.

A son arrivée à Bonnes, ce jeune malade était dans l'état le plus alarmant ; ainsi : amaigrissement poussé à l'extrême, fièvre lente et continue avec exacerbation le soir ; palpitations cardiaques d'une violence à faire croire, au premier abord, à une maladie organique du cœur ; pouls

Je ne fus pas plus heureux que dans le cas précédent : la fonte tuberculeuse prit de telles proportions d'activité, l'expectoration devint tellement abondante, que je dus forcément suspendre le mode de médication.

Ces deux faits isolés ne m'autorisent point, je le sais, à proscrire du domaine thérapeutique les aspirations iodées, mais ils commandent à coup sûr une singulière circonspection dans leur emploi.

Le retentissement que la méthode des aspirations iodées vient d'acquérir dans ces derniers temps (voir le rapport de M. Piorry au sein de l'Académie de médecine, janvier 1854), me faisait un devoir d'apporter ici ce léger tribut de mon expérience.

petit, serré, fréquent; peau d'une chaleur mordicante : irritabilité nerveuse excessive, insomnie; sueurs nocturnes, générales; anorexie avec dévoiement continuel : toux sèche et convulsive, et pourtant, malgré cet appareil symptomatique effrayant, l'expectoration est bornée à des crachats blancs.

Thorax très-étroit, principalement dans son diamètre transversal; omoplates saillantes, dépression sous-claviculaire très-appréciable. Matité très-prononcée dans toute l'étendue des deux tiers supérieurs du poumon droit; respiration rude, résonnance de la voix et *craquements secs mêlés de bulles humides* dans le lobe supérieur (même côté); sans offrir de signe certain de lésion, le poumon gauche donne tous les caractères d'une faiblesse organique marquée.

L'éréthisme nerveux, la manifestation pyrétique, la diarrhée, l'abondance des sueurs contre-indiquant l'administration immédiate des Eaux-Bonnes, quinze jours durent être consacrés à atténuer l'expression morbide de ce cortége de symptômes.

Administrées à doses fractionnées, et par voie de tâtonnement, les Eaux eurent bien à vaincre, dès le début, quelque susceptibilité gastro-intestinale et nerveuse; mais la tolérance ne tarda pas à s'établir. Le vingtième jour, le malade buvait deux verres.

Le vingt-cinquième jour, je suspendis momentanément la médication. Déjà il s'était opéré dans l'état fonctionnel de ce jeune homme une véritable transformation : retour d'appétit, digestions plus régulières ; cessation du dévoiement, diminution notable des sueurs; palpitations cardiaques, moins tumultueuses (un moxa avait été, il est vrai, placé au niveau de la pointe du cœur); pouls moins fréquent, plus large, mais toujours pyrétique le soir.

Matité moindre, retentissement de la voix moins marqué (preuve nouvelle du travail de résorption de l'engorgement périphérique des tubercules); craquements secs aussi nombreux : *les bulles d'humidité ont disparu*. L'oppression est moindre.

Le 18 juillet, la médication sulfureuse est reprise et continuée pendant encore vingt-deux jours. La dose extrême fut, dans cette deuxième saison, de trois verres.

L'amélioration, obtenue en premier lieu du côté

des fonctions digestives, s'était soutenue ; les mouvements du cœur avaient perdu leur allure irrégulière et agitée (70 pulsations) ; le mouvement fébrile du soir est à peine marqué. La dyspnée et la toux présentent une amélioration incontestable ; cette dernière n'offre plus le caractère convulsif, observé dès le début.

A la percussion, la matité du tiers supérieur du poumon droit est à peine sensible ; son *summum* d'intensité correspond au tiers interne de la clavicule : dans ce point, l'oreille perçoit encore quelques craquements, mais *exclusivement secs*. La rudesse du bruit respiratoire et la bronchophonie ont considérablement diminué.

Le poumon gauche a acquis une énergie fonctionnelle très-appréciable.

Un phénomène nouveau, survenu dans le cours de cette observation, est de nature à nous frapper : c'est la disparition graduelle des craquements humides ; on sait qu'ils annoncent toujours la période de ramollissement du tubercule.

Quelle conclusion peut-il découler de ce fait ? Guidés par les lois de la physiologie pathologique, nous sommes autorisés à penser qu'un produit de sécrétion inorganique épanché, étant reconnu plus susceptible d'être résorbé à l'état liquide qu'à l'état solide, ces vaisseaux absorbants, suractivés par les Eaux-Bonnes, ont dû plus facilement reprendre la matière tuberculeuse ramollie, c'est-à-dire à l'état semi-liquide, que lorsqu'elle était encore à l'état de crudité? Si nous admettons cette dernière hypothèse, et tout nous y autorise, il nous sera facile de comprendre le mécanisme par lequel l'eau minérale a pu hâter la résorption du tubercule ramolli.

Toutefois, à cette période de la maladie, le médecin doit agir avec la plus grande circonspection dans l'administration des Eaux-Bonnes. Cette réserve lui est imposée par la marche même de la lésion ; il ne doit point, en effet, oublier que le ramollissement du tubercule s'accompagne inévitablement d'un état inflammatoire des tissus qui l'environnent, et que l'eau minérale, imprudemment administrée, en provoquant au sein du poumon enflammé une stimulation trop vive, ne pourrait que favoriser les tendances essentiellement désorganisatrices de la maladie.

Enfin, les Eaux-Bonnes peuvent-elles offrir quelques chances de guérison au malheureux miné par la fièvre hectique, affaibli par les sueurs et la diarrhée colliquative, épuisé par une abondante expectoration, et dont les poumons, réduits en putrilage, sont largement excavés par de profondes cavernes ?

Je ne le pense pas ; moins heureux que quelques-uns de mes confrères, je n'ai pour ma part retiré dans ces tristes circonstances de l'administration des Eaux-Bonnes, que les plus désastreux résultats ; aussi me paraissent-elles, à cette dernière phase de la maladie, plus aptes à précipiter qu'à retarder la catastrophe.

CHAPITRE V.

DES INDICATIONS ET CONTRE-INDICATIONS GÉNÉRALES DE L'ADMINISTRATION DES EAUX-BONNES.

La *spécificité* des Eaux-Bonnes dans les maladies des voies respiratoires étant une vérité désormais démontrée, élargissons un peu le cercle de nos considérations, et examinons quelles peuvent être les données qui découlent pour le praticien de la connaissance des effets de ces Eaux sur l'économie prise dans son ensemble.

1° Par leurs propriétés stimulantes, les Eaux-Bonnes seront naturellement indiquées dans toutes les circonstances où il sera nécessaire d'imprimer à une maladie lente et obscure une marche plus rapide et plus franche, de mettre en jeu la vitalité engourdie d'un organe, de combattre en un mot un état de *chronicité*.

2° Par leurs vertus toniques et reconstituantes, elles pourront rendre d'importants services dans cet état d'asthénie générale où le manque de ton et d'énergie vitale se lie à un défaut de plasticité du sang, à une diminution des éléments excitants et réparateurs de ce liquide, et à une prédominance marquée des fluides blancs. Que de constitutions étiolées, pâles et languissantes n'ai-je vues se ranimer sous l'influence vivifiante de ces Eaux !... Et, à ce titre, elles peuvent être considérées comme prophylactiques de la phthisie pulmonaire, qui choisit, on le sait, ses victimes surtout parmi les individus lymphatiques et scrofuleux.

3° Enfin, par leurs propriétés décentralisatrices et révulsives, ces Eaux conviendront admirablement dans toutes les affections dont la cause morbifique réside dans la rétrocession, la métastase, la répercussion d'un principe herpétique, la suppression ou la non-apparition d'un écoulement naturel ou accidentel, ou dans la cessation d'une sécrétion cutanée générale ou partielle.

Ce rapide aperçu des indications de l'Eau minérale de Bonnes m'amène à dire un mot de ses contre-indications. On se méprendrait fortement en croyant que tout individu, par cela seul qu'il est atteint d'une affection chronique des voies respiratoires, fût rationnellement autorisé à faire usage de ces Eaux, certain par avance d'en recueillir d'heureux résultats. Loin de là; il en est des Eaux-Bonnes comme de tous les agents dynamiques en général.

Il existe, en effet, dans l'ordre physiologique et pathologique divers états de l'économie qui constituent des incompatibilités invincibles avec ce genre de médication. Ces incompatibilités peuvent découler de certaines dispositions idiosyncrasiques et constitutionnelles, de complications, morbides particulières, symptomatiques de l'affection de poitrine elle-même, ou essentiellement indépendantes.

Ainsi, ces Eaux, administrées à des individus à prédominance sanguine fortement accentuée, en vertu de la stimulation qu'elles impriment au système vasculaire, ne pourraient que favoriser le développement des tendances congestives, hémorrhagiques ou inflammatoires qui se lient à cette variété de tempérament.

Une irritabilité nerveuse excessive, sans offrir des inconvénients aussi redoutables, n'en impose pas moins une réserve très-grande au médecin. Je me souviens d'avoir donné mes soins à une jeune femme d'une susceptibilité nerveuse tellement développée, qu'elle ne pouvait tolérer les Eaux-

Bonnes qu'à des doses presque homœopathiques, et à la condition d'en suspendre l'usage toutes les semaines, tant était grand l'ébranlement imprimé par ces Eaux au système nerveux.

Nous avons déjà dit que l'inflammation à l'état aigu, les symptômes pyrétiques contre-indiquaient l'usage des Eaux-Bonnes. Nous n'y reviendrons donc pas.

Fréquemment, on le sait, des hémoptysies se déclarent dans le cours de l'évolution tuberculeuse. En stimulant intempestivement l'activité du système sanguin, les Eaux-Bonnes amèneraient infailliblement les conséquences les plus désastreuses : il est donc de toute nécessité d'attendre la cessation complète des accidents hémorrhagiques. Je dois, toutefois, faire une exception en ce qui concerne une classe toute particulière d'hémoptysies, de nature essentiellement asthénique, dont la cause semble se rattacher soit à une défibrinisation du sang, soit à un défaut de tonicité des vaisseaux sanguins. Réfractaires aux moyens ordinaires, ces accidents hémoptoïques se sont promptement arrêtés dans deux circonstances toutes récentes sous l'action évidemment tonique, dans ce cas-ci, de ces Eaux.

Enfin, les maladies des voies aériennes coexistent souvent avec des lésions organiques du centre circulatoire ou des gros vaisseaux. Une telle coïncidence pathologique constitue à mes yeux une contre-indication absolue à la médication sulfureuse, même par voie de tâtonnement. Il est donc nécessaire, ainsi que je l'ai déjà fait observer, de s'assurer d'avance de l'état de ces organes avant d'administrer les Eaux-Bonnes. Le catarrhe, l'œdème pulmonaire et l'asthme sont les variétés morbides qui coexistent ordinairement avec cette cause de contre-indication.

CHAPITRE VI.

MODE D'ADMINISTRATION.

Il n'est peut-être pas d'Eau minérale qui, par la spécialité de son mode d'action et par l'importance et la délicatesse des organes sur lesquels elle concentre de préférence ses effets, exige plus de circonspection, plus de surveillance dans son administration. En effet, n'avons-nous pas vu dans le chapitre précédent que les Eaux-Bonnes ne procédaient à la curation d'un état morbide donné qu'en provoquant au sein de l'organe malade une excitation en quelque sorte substitutive? Or, si, par un emploi mal dirigé de cet agent modificateur, on allait au delà des limites de la stimulation voulue, le but se trouvant ainsi dépassé, les plus tristes résultats pourraient évidemment s'ensuivre (fièvre inflammatoire, fluxions hémorrhagiques, fonte de la matière tuberculeuse, etc.). On le voit donc, il

est de la plus haute importance de suivre pas à
pas, jour par jour, l'Eau minérale dans la manifestation de ses effets modificateurs successifs. Or, le
médecin seul est apte à juger et de l'opportunité
de la modification hydrosulfureuse et de son mode
d'administration.

Les considérations qui précèdent m'amènent naturellement à cette conclusion : qu'il est rationnellement impossiblie de poser *à priori* des règles absolues, immuables, sur la quantité d'eau
que chaque malade devra prendre, et sur l'intensité qu'il devra donner à ce genre de médication.
La conduite qu'il sera obligé de tenir dans cette
circonstance devra donc être subordonnée aux
lois, à la nature, la marche, la période et à la
cause de la maladie dont l'organisation indivi-
duelle est atteinte.

Qu'il me suffise de dire que nous sommes déjà
bien éloignés de cette époque où les deux Bordeu
faisaient *prendre aux malades cinq ou six litres
d'Eaux-Bonnes par jour, et en prescrivaient l'usage
même pendant le repas, comme boisson ordinaire.*
Les connaissances que nous avons acquises depuis
ce temps en anatomie et physiologie pathologi-
ques, la précision mathématique que l'immortelle

découverte de Laënnec a donnée à notre diagnostic, nous ont mis à même de modifier la méthode suivie par Bordeu en ce qu'elle avait d'exagéré ou de dangereux. Ce profond observateur condamna avec juste raison cette habitude qu'avaient les malades de ne prendre les Eaux que pendant neuf jours seulement. Aujourd'hui, ces espèces de *neuvaines* ont été remplacées sans plus de philosophie par des *saisons* de vingt et un jours. L'expérience est bien loin de sanctionner de semblables doctrines, dont l'admission ne tendrait à rien moins qu'à la négation de l'*individualité*. Chaque individu n'a-t-il pas sa modalité thérapeutique? C'est ainsi qu'aux nombreux malades auxquels j'ai pu administrer les Eaux-Bonnes pendant trente et quarante jours sans provoquer le moindre signe d'intolérance, j'opposerai le fait de cette jeune femme dont j'ai parlé déjà dans le chapitre des contre-indications. Il en est donc de la durée du traitement comme de la quantité d'Eau qu'il convient de prendre : l'un et l'autre sont, je le répète, subordonnés aux dispositions individuelles de chaque malade.

Les Eaux-Bonnes sont presque exclusivement administrées en boisson, rarement pures, ordinairement associées à des infusions pectorales, narcotiques ou amères, selon les indications que le médecin veut remplir. Le sirop de gomme est généralement préféré : est-ce en ce qu'il atténue la crudité de l'eau sans en altérer les propriétés? J'ai tout lieu de le supposer.

Il est néanmoins véritablement à regretter que l'on ne fasse pas un usage plus fréquent de ces Eaux, sous la forme balnéaire : ainsi administrée, l'Eau minérale exerce, comme on le sait, sur le système tégumentaire une action puissamment modificatrice et directe, qui, dans certains cas, peut venir avec succès en aide aux efforts de la médication sulfureuse interne. Bien souvent en effet, l'inefficacité de ces Eaux, ou leur intolérance m'ont paru dépendre d'un état de sécheresse, d'aridité de la peau : en rendant à cet appareil la souplesse et la perméabilité dont il était privé, le bain minéral a favorisé ce travail d'expansion révulsive, qui est, ainsi que nous l'avons vu, un des effets caractéristiques de l'action des Eaux-Bonnes prises à l'intérieur. La seule raison sérieuse que l'on puisse donner de la non-administration de ces Eaux en bains ne peut donc se rattacher à des considérations médicales, mais au défaut d'abon-

dance, à l'insuffisance actuelle de l'eau minérale.
Il serait pourtant facile d'obvier à cet inconvé-
nient ; pour cela il faudrait qu'on voulût bien s'oc-
cuper de l'aménagement d'une source laissée jusqu'à ce jour dans l'oubli ; je veux parler de la source
Ortech.

Située au pied du versant septentrional de la
même montagne d'où viennent sourdre les trois
sources de l'établissement (*Vieille, Nouvelle, d'En-
Bas*), la source d'Ortech, sulfureuse et thermale
comme elles, provient, selon toutes probabilités,
de la même nappe d'eau, du même réservoir que
les trois autres. Bien captée, convenablement amé-
nagée, elle pourrait être pourvue de huit à dix ca-
binets de bain, et viendrait ainsi en aide aux exigences du traitement. Cette eau m'a paru en
outre moins active que celle des autres sources.
Ne pourrait-elle pas, à ce titre, être donnée avec
quelque avantage à certains malades qu'une trop
vive susceptibilité empêche de boire l'eau de la
buvette ? L'expérience seule peut répondre.

Je terminerai ce chapitre en mentionnant les
propriétés topiques des Eaux-Bonnes en lotions,
injections et gargarismes. Mises en contact avec
une membrane muqueuse chroniquement enflam-

mée, elles agissent à la manière des agents substitutifs. C'est ainsi que j'ai vu bien souvent céder à quelques injections des écoulements leucorrhéiques, blennorrhéiques, réfractaires jusqu'alors à tous les moyens employés : mais c'est surtout dans les angines pharyngées, granuleuses, les laryngites, que les gargarismes minéraux m'ont rendu de véritables services. Les malades qui appartiennent à cette catégorie morbide ne sauraient trop mettre à profit cette nouvelle indication.

Il est enfin une dernière source que je ne puis passer sous silence, la source *Froide* ou du *Bois*, pauvre délaissée qui attend chaque année que l'administration lui fasse construire un abri moins rustique que celui qu'elle possède. Moins sulfureuse d'un cent vingtième que la source *Vieille*, elle est employée avec succès dans l'atonie des voies digestives, dans les gastralgies, les entéralgies, etc.

CHAPITRE VII.

PRÉCAUTIONS HYGIÉNIQUES QUE NÉCESSITE
L'USAGE DES EAUX-BONNES.

Les effets salutaires produits généralement par
les eaux minérales, et en particulier par les Eaux-
Bonnes, sont d'autant plus surprenants qu'un
grand nombre de malades semble se complaire
à combattre par toutes les imprudences possibles
leur bienfaisante influence. Ainsi, au lieu d'observer rigoureusement les lois de l'hygiène si essen-
tielles à la conservation de la santé, se livrent-ils
à toutes sortes de plaisirs, d'exercices qui suffi-
raient pour altérer la santé la plus robuste. Ils
oublient trop que, si le séjour d'un établissement
thermal est un lieu de pure distraction pour quelques touristes, il est pour les malades une sorte
de port hospitalier où tout doit être combiné en
vue du rétablissement des organes malades.

Nous n'entendons point cependant proscrire

d'une manière absolue aucune de ces distractions qui font le charme des thermes, mais nous aimerions à n'y voir participer les malades que dans une juste mesure. Comment, par exemple, pourront-ils supporter ces rapides et longues ascensions, ces courses désordonnées à cheval, dont nous sommes tous les jours témoins? Comment supporteront-ils ces repas où l'appétit, stimulé d'une manière en quelque sorte factice par l'action des Eaux, appelle une alimentation trop abondante et généralement peu en harmonie avec la faiblesse ou la susceptibilité de ses organes? Et ces réunions du soir, prolongées bien avant dans la nuit, dans lesquelles on respire un air brûlant et chargé de vapeurs irritantes, et que l'on quitte pour traverser sans transition un milieu presque glacial? Et par une inconcevable aberration d'esprit, ce sont principalement ceux auxquels ces précautions sont le plus indispensables, qui s'y astreignent le moins.

Ainsi, une des conditions générales de la santé est d'entretenir à la surface de la peau une perspiration insensible et de la maintenir dans une sorte d'équilibre permanent. Comment y parvenir si on expose le corps à des transitions brus-

ques de température, ou si l'on n'apporte pas dans
le choix de ses vêtements toute la prudence désirable? Cette indication acquiert une importance
encore plus grande lorsque l'individu est soumis
à l'usage des Eaux-Bonnes, dont les effets diaphorétiques exagèrent, comme nous l'avons vu, d'une
façon en quelque sorte *critique*, la sécrétion du
système tégumentaire, et par suite exaltent son
impressionnabilité.

Il faut des distractions aux malades ; les personnes qui les entourent et le médecin qui les
soigne, doivent les soumettre à une diversion de
tous les instants ; c'est un moyen moral qui peut
venir puissamment au secours de l'action médicatrice des Eaux. Les recherches auxquelles je me
suis livré en d'autres temps sur le traitement des
maladies mentales (1), me donnent quelque droit
peut-être d'insister sur l'importance morale qu'il
y a d'arracher les malades aux tristes préoccupations que leur suggèrent trop souvent leurs infirmités. Mais je dois, à mon grand regret, le reconnaître : le cercle des distractions dans lequel se
meut l'étranger à Bonnes, est tellement circon-

____

(1) Recherches cliniques sur le traitement des maladies mentales; 1852.

scrit, que dans l'état actuel des choses cette indication est irréalisable.

Il serait pourtant facile de combler cette lacune. Sans rivaliser de luxe et d'élégance avec
les somptueux établissements d'Allemagne, on
pourrait élever à une distance convenablement
rapprochée de tous les points du village, au centre
du Jardin anglais, par exemple, un pavillon assez
spacieux pour servir de lieu de réunion. Là, les
malades pourraient trouver dans l'attrait de la
conversation, d'une partie de jeu, dans la lec-
ture de quelques journaux, ou l'audition d'une
bonne musique, une heureuse dérivation, et ils ne
seraient plus dès lors obligés, lorsque le mauvais
temps les chasse de la promenade, de se confiner
des journées entières dans leurs chambres froides
et solitaires. Un règlement de police, d'accord en
cela avec les règles de l'hygiène, fixerait l'heure
où cette sorte de Kursaal devrait être fermé.

Il est encore un point d'hygiène sur lequel je crois
devoir appeler l'attention des malades. Moins légères que les Eaux alcalines, par exemple Vichy,
Mont-Dore, les Eaux-Bonnes pèsent souvent sur
l'estomac ; il est donc nécessaire de chercher à en
favoriser la digestion par un exercice modéré pris

après chaque dose. Lorsque le temps est beau, les promenades abondent, les malades n'ont que l'embarras du choix : il n'en est plus de même s'il vient à pleuvoir. Resserrés dans l'étroit péristyle de l'établissement, les pieds sur des dalles froides et humides, ils se trouvent ainsi pendant des heures entières exposés aux courants d'air qui s'engouffrent à travers les portes que l'on ne cesse d'ouvrir et de fermer autour d'eux.

Dans cet état de choses, je ne doute pas que l'administration municipale, toujours si préoccupée du bien-être des malades, ne vote avant peu de temps la construction d'un promenoir couvert, bien clos, paillassonné, pourvu de banquettes, et dans l'intérieur duquel les malades pourront circuler à l'aise à l'abri des courants d'air et de l'humidité.

CHAPITRE VIII.

APERÇU SUR LES CLIMATS EN GÉNÉRAL ET SUR CELUI DE PAU EN PARTICULIER.

C'est surtout dans le traitement des lésions des voies respiratoires que les conditions atmosphériques au milieu desquelles peut vivre le malade, doivent fixer l'attention du médecin; car il n'en est pas de ces affections comme de celles du tube digestif par exemple, dans lesquelles on peut diminuer, suspendre même l'alimentation, et donner ainsi à l'organe malade le repos, condition indispensable à la guérison de toute lésion : les poumons doivent toujours fonctionner, sous peine d'asphyxie. Dès lors, si l'on ne peut enrayer la marche de ces organes, il faut du moins les soustraire à un air qui, par ses qualités excitantes, ne pourrait qu'augmenter l'activité fonctionnelle de ces organes. Ce sont ces considérations qui font rechercher, par cette classe de malades, les climats calmes et tempérés. Cette réflexion m'amène à dire un mot de quelques climats préconisés par la médecine, et en particulier du climat de Pau.

Lorsque la science eut reconnu qu'il fallait soustraire les malades qui étaient atteints de lésions des voies aériennes, à certaines influences atmosphériques, et que la mode qui, dans les pays civilisés, se mêle à tout, eut désigné à ces malades certaines résidences du midi de l'Europe, Nice, Pise, Rome, Palerme, Hyères et Montpellier, etc., eurent une grande vogue. Le ciel du Béarn n'était pas encore assez connu.

L'œuvre de Bordeu ayant attiré l'attention sur les Eaux-Bonnes, et les cures merveilleuses que ces Eaux opéraient, ayant appelé quelques familles étrangères en Béarn, les malades ne tardèrent pas à s'apercevoir que le climat était exempt de ces accidents météorologiques, de ces commotions atmosphériques qui, dans les villes de tout le littoral de la Méditerranée, sont la contre-partie fatale de la douceur habituelle de leur température. Et, je dois ici le reconnaître en toute justice, c'est à quelques familles anglaises, qui s'établirent à cette époque en Béarn, que ce pays dut le commencement de sa réputation.

La ville de Pau *n'est ni ne peut être* sujette aux

vents qui désolent les villes du Midi, que nous venons d'énumérer. En effet :

Située à la pointe méridionale d'un plateau de dix kilomètres de long, qui incline légèrement vers le sud, et dont l'extrémité septentrionale est surmontée d'une chaîne de coteaux élevés, la ville de Pau semble ainsi placée pour défier les vents du nord, dont elle ne subit jamais l'action directe.

Devant elle se dressent, à quelques myriamètres au sud, les Pyrénées, formidable muraille contre laquelle viennent se briser les vents du midi. En passant sur ces cimes neigeuses, leur souffle brûlant se rafraîchit et n'arrive plus à Pau que comme une douce vapeur du printemps.

Ainsi protégée par cette double barrière des vents du nord et du midi, la ville de Pau avait encore à redouter les rafales du nord-ouest (mistral de la Provence). La nature est venue une fois encore à son secours.

En effet, si nous jetons un coup d'œil d'ensemble sur la chaîne des Pyrénées, nous voyons qu'en quittant l'Aragon, elle prend une direction Est-Sud-Est jusqu'au *Vignemale* et *Gavarnie*. Là se détache de l'arête principale un chaînon qui, fuyant vers le Nord-Est, va se terminer au pic du midi de Bigorre, formant ainsi, avec l'arête principale sud de la chaîne, un angle dans lequel se trouve, par le fait, enfermée la ville de Pau.

Le vent nord-ouest vient-il à souffler ; ces masses aériennes, poussées avec violence dans la direction sud-est, rencontrant dans leur course vagabonde cette vaste enceinte angulaire, s'y engouffrent, s'y accumulent avec d'autant plus de rapidité que l'absence d'une issue directe s'oppose à leur sortie ; il arrive nécessairement alors un instant où les colonnes d'air se trouvent tellement concentrées dans cette enceinte, qu'il se produit dans toute cette masse atmosphérique une sorte d'immobilité. Le vent, forcé dès lors de s'élever, va porter l'agitation dans les hautes régions, tandis que le calme règne au-dessous de lui.

Ne voyons-nous pas le même phénomène météorologique se produire dans certains golfes de la Méditerranée qu'une analogie topographique rapproche de cet angle pyrénéen dont nous venons de parler ?

Entourés de hautes montagnes qui les séparent de la terre et les privent de toute issue de ce côté, ces golfes offrent, du côté de la mer, un large accès aux vents qui s'y engouffrent et les remplissent. Aussi le marin, surpris par l'ouragan, se hâte-t-il de s'y réfugier, sûr d'avance d'y trouver le calme, tandis que, non loin de lui, la tempête fait mugir les vents et soulève les flots.

Tels sont les golfes de la Spezzia (en Italie), de Nauplie (en Grèce), de Smyrne (en Turquie d'Asie).

L'action du vent nord-ouest est donc de très-courte durée sur la ville de Pau, puisqu'il doit nécessairement arriver un moment où le *Golfe pyrénéen* est rempli par les masses aériennes. Il découle de ce fait une autre vérité justifiée par l'expérience de tous les jours, c'est que l'action de ce vent est d'autant plus courte qu'elle a été plus violente.

Il résulte de ces appréciations topographiques, en ce qui concerne la ville de Pau, un fait climatologique évident : c'est que, protégée des vents du nord, du sud et des grands courants du nord-ouest, cette résidence doit nécessairement jouir d'un calme atmosphérique exceptionnel. Or, on conçoit aisément l'influence médicatrice que peuvent exercer sur des poumons irrités et maladifs des conditions climatériques aussi privilégiées.

Cet air, toujours si calme, pénètre doucement,

sans commotion, sans ébranlement dans l'intimité des organes pulmonaires dont il diminue non-seulement l'activité circulatoire, mais même le *besoin de respirer.* Il exerce une véritable détente sur le système nerveux de certaines organisations que de longues souffrances ont irritées, en quelque sorte contractées. Aussi est-ce à juste titre que tous les climatologistes, James Clark, Playfair, le vénérable M. Barrère et Taylor, lui ont reconnu des propriétés sédatives incontestables.

La présence de ces immenses forêts de pins qui bornent le Béarn au nord et à l'ouest ne contribuerait-elle pas à donner à l'air ces qualités en quelque sorte hyposthénisantes? J'ai toujours été porté à croire que la colonne d'air, en traversant ce rideau de pins, se dépouillait, comme à travers un crible, des molécules excitantes et salines dont elle s'était chargée en glissant sur l'Océan.

Bâti sur une éminence que domine d'une hauteur de 120 pieds environ une magnifique vallée dans laquelle serpente le cours torrentiel du *Gâve,* Pau n'est jamais enveloppé de ces brouillards épais et humides dont l'action délétère est si fatale aux organes de la respiration.

Cette ville repose, en outre, sur un terrain essentiellement sablonneux dont la perméabilité naturelle empêche la stagnation des eaux, et concourt ainsi à accroître les conditions de salubrité de l'air qu'on y respire.

Enfin, en parlant de la supériorité du climat du Béarn, je n'imiterai point ces descriptions fabuleuses, que nous avons pu si souvent lire, des climats étrangers, et dans lesquels on nous dit qu'il n'y pleut jamais, qu'il n'y fait jamais froid, que le ciel y est toujours bleu, etc.; je répéterai seulement ici la question que j'adresse bien souvent à ces malades exigeants qui voudraient que jamais aucun nuage ne vînt troubler la pureté de notre ciel : « *Vous trouvez-vous bien du séjour de Pau?* »

Question qui est toujours un argument sans réplique.

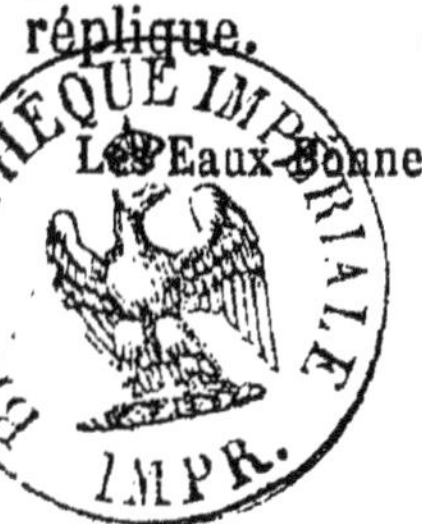

Les Eaux-Bonnes, 8 septembre 1853.

FIN.

ÉLÉVATIONS AU-DESSUS DU NIVEAU DE LA MER DES POINTS EN-
VIRONNANT LES EAUX-BONNES, PRISES PAR GASTON SACAZE,
NATURALISTE.

Eaux-Bonnes................ 790 mètres.

Aas...................... 787 —

Laruns................... 541 —

Eaux-Chaudes............. 673 —

Pic du Ger............... 2 800 —

Pic du Midi.............. 2 925 —

Col de Tortes .... 1 820 —

Rochers l'Azibe........... 1 500 —

TABLE DES MATIÈRES.

www.ingramcontent.com/pod-product-compliance
Ingram Content Group UK Ltd.
Pitfield, Milton Keynes, MK11 3LW, UK
UKHW022058070726
13613UKWH00002B/861